PEDIATRICS OF ZHUANG MEDICINE

韦杏 陈晓丽◎主编

壮医儿科学

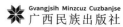
Gvangjsih Minzcuz Cuzbanjse
广西民族出版社

图书在版编目（CIP）数据

壮医儿科学/韦杏，陈晓丽主编. —南宁：广西民族出版社，2023.03

ISBN 978-7-5363-7666-3

Ⅰ.①壮… Ⅱ.①韦…②陈… Ⅲ.①壮医-儿科学 Ⅳ.①R291.8

中国国家版本馆 CIP 数据核字（2023）第 057398 号

ZHUANGYI ERKEXUE

壮医儿科学

韦　杏　陈晓丽　主编

出　版　人：石朝雄
责任编辑：潘　夏
装帧设计：文　雯
责任印制：莫晓东
出版发行：广西民族出版社
　　　　　　地址：广西南宁市青秀区桂春路 3 号　　邮编：530028
　　　　　　电话：0771—5523216　　传真：0771—5523225
　　　　　　电子邮箱：bws@gxmzbook.com
印　　　刷：广西壮族自治区地质印刷厂
规　　　格：787 毫米 × 1092 毫米　　1/16
印　　　张：10
字　　　数：180 千
版　　　次：2023 年 3 月第 1 版
印　　　次：2023 年 3 月第 1 次印刷
书　　　号：ISBN 978－7－5363－7666－3
定　　　价：32.00 元

《壮医儿科学》
编 委 会

学术顾问：庞宇舟

主　　编：韦 杏　陈晓丽

副 主 编：农志飞　邹　敏

编　　委：粟玲红　黄炫又　韦乃凤

　　　　　黄笑枫　樊小源　陈珏莹

前 言

壮医儿科学是以壮医理论为指导，结合壮医对小儿养育和疾病防治的丰富经验发展起来的临床学科，是壮医学的重要组成部分。随着对壮医学理论体系研究的不断深入，人们将壮医对儿科证治的认识及辨治经验进行整理、归纳、总结，逐渐形成壮医儿科系统的理论体系。不断发展和完善壮医儿科的学科体系，是对濒危学科的抢救和保护。

壮医儿科学的发展与整个壮医学术体系的发展相似，它们都经历了漫长的历史过程。在与疾病不断做斗争的实践中，人们逐渐加深了对壮族地区儿科疾病的了解和认识，并积累了丰富的治疗经验，这是壮医儿科学形成和发展的基础。由于历史上壮族没文字，壮医儿科学缺乏相关的文字记载和系统的发掘整理，人们对壮医儿科的了解和认识没有上升到理论的高度。据考证，在壮族医学史中，壮医没有直接的儿科分科。直到黄汉儒主编的《中国壮医学》（2001 年版）的出版，壮医儿科才首次被列为专章进行论述。2018 年，全国中医药行业高等教育"十三五"规划教材《壮医内儿科学》首次将壮医儿科内容列入高等教育教材。

壮医儿科学是壮医学专业的临床主干课程，也是壮医学本科专业、中医儿科学本科专业的必修课程。为了满足我国医疗卫生发展的需要，缓解近年来我国儿科医师不足的现状，加强壮医儿科的学科理论建设和临床技法研究，我们组织并编写了壮医儿科学一书。这对本科生、硕士生、博士生以及基层医师等不同层次的壮医儿科人才的培养具有非常重要的意义。

本书在《壮医内儿科学》的基础上，根据小儿生理病理、治疗用药的特点，进一步完善小儿各系统疾病的诊疗体系，初步对壮医儿科临床方药配伍规律达成共识，在常见病、多发病的治疗上形成规范的壮医诊疗技术方案。全书分为上、中、下三编。上编为总论部分，介绍了壮医儿科学的定义、研究内容和历史发展概况，小儿生理病理特点和治疗特点，壮医儿科养护方法等内容。中编分别从病因病机、诊断依据、辨证论治诸方面，对小儿常见病、小儿时行疫病、初生儿病、小儿常见急症等做了详细论述。下编介绍了壮医儿科内治方、外治方、食疗方等常用方剂。

本书突出壮医防治小儿疾病的特色和优势，在疾病的描述、诊断、治疗等方面都力求实用；在选方用药方面，广泛征集临床意见，收录临床有效的组方用药230首；在优势诊疗方面，介绍了一些壮医儿科临床简便易行而又确有疗效的特色外治疗法，如药浴、敷贴、香佩、滚蛋、推拿、药线点灸、针刺等特色壮医疗法。

《壮医儿科学》是壮医学术论著体系中的第一本儿科专著。书中翔实地介绍和总结了运用壮医特色诊疗方药和技法来治疗小儿临床各科疾病，可读性及操作性强，对儿科的临床医疗工作有较大的帮助，可作为壮医学本科专业、中医儿科学本科专业、非学历教育的教材，同时，也可供社会各界医学爱好者阅读参考。本书的出版将进一步充实和完善壮医药理论体系，促进壮医药学科的划分和精细化发展。

本书的编写虽经多次修改，但由于编者水平有限，书中难免有疏漏之处，恳请读者提出宝贵意见及批评指正，以便今后修订与完善。

编者

2021 年 9 月

目　录

上编　总论

中编　壮医儿科病症

下编 壮医儿科常用方剂

上编　总论

第一章　壮医儿科学概述

一、定义

壮医儿科学是运用壮医学理论和壮医临床思维方法研究并阐述壮医儿科疾病的病因病机及其治疗规律的一门临床学科。

二、研究内容

壮医儿科学研究的范围很广，包括壮医儿科的发展概况，壮医儿科各系统疾病的病因病机、辨治特色、治疗原则等基本理论，壮医儿科常见病、多发病的病因病机、临床表现、诊断、辨别病性和治疗，以及针对小儿居住、着衣、食疗等壮医养护方法方面的内容。

三、历史发展概况

壮族人民在与疾病不断做斗争的实践中，积累了丰富的对儿科疾病的理论认识和治疗经验，是壮医儿科学形成和发展的基础。壮医儿科学是以壮医理论为指导，结合壮医对小儿养育和疾病防治的丰富经验发展起来的临床学科，是壮医学的重要组成部分。壮医儿科学的发展与整个壮医学术体系的发展一样，经历了漫长的历史过程。

长期以来，壮医儿科由于缺乏相关的文字记载和系统的发掘整理，因此没有上升到学科理论的高度。但从"有人类就有医学"的观点看，壮医儿科是客观存在的。由于客观条件的限制，壮医学在历史上没有直接的儿科分科。直到2001年出版的《中国壮医学》，才首列壮医儿科专章，对壮医儿科的相关内容有所论及。

虽然壮医儿科没有专著，但对于壮医儿科历史发展的研究，我们仍可以从壮族地区的民俗民风或者散落在民间的文化资料中探究一二。

婴儿的出生是一个家庭的大喜事，它预示着家族血脉的延续。壮族人将婴儿出生的第三天称为"三朝"。在这一天早上，他们会为婴儿举行一个庆祝仪式，称为"庆三朝"。这是婴儿出生后经历的一个非常重要的诞生礼俗。广西各地壮族的庆三朝仪式各具特色，如百色那坡的壮族，主人家会在三朝这天准备红鸡蛋、五色糯米饭、糖果摆在家中，并邀请村里的孩子们来家中做客。届时，怀抱婴儿的老人会在堂前给婴儿喂食，来做客的孩子们会围在一旁观礼。喂食结束后，主人家会分给每个小孩一个红鸡蛋、一团糯米饭和几粒糖果作为答谢。孩子们分到礼物后，会欢呼着说吉利话，如"长大了跟我们去读书""长大了要跟我们去砍柴"等来表达对婴儿的美好期许和祝福，说完后便一哄而散。这时，老人会抱着婴儿应声而起，追赶出去，边追边说："追赶哥哥姐姐去咯。"在庆三朝这天，各方亲戚前来庆贺，带礼物是少不了的。河池东兰一带的壮族妇女会在这天抱着婴儿出门见长辈。婴儿的外婆会带着礼物前来祝贺，通常有母鸡、糯米饭、鸡肉粥等给产妇用于产后滋养，还有衣服、鞋帽等婴儿的生活用品，其中最为珍贵的就是外婆亲手做的背带。总之，各地在这天举行的民俗活动繁简有序、喜庆热闹。虽然有些壮族风俗习俗正在逐渐消失，但是人们想把最美好的祝福送给孩子，希望孩子能健康成长的愿望不会变，这说明壮族地区的人们对小儿的保健和养育非常重视。

此外，壮族的保育习俗还有拜寄。过去因为医学发展落后，小孩生病得不到及时的救治，所以民间认为可以通过拜寄的方式来寄托人们希望孩子顺利成长、平安健康的美好愿望。壮族人民认为，拜寄可拜人或拜物，拜寄后小孩可按所拜对象另取新名。拜寄的方法主要有以下两种：一是择人为亲。小孩出生后，若体弱多病，家人便希望将小孩入寄给家道兴旺、家庭和睦的人家。在征得入寄人家的同意后，小孩的父亲便可领小孩前去拜认寄父母，尔后逢年过节都要到入寄父母家拜年。二是择物为亲。若找不到合适的人家入寄，有些人便让小孩认树、石等物为寄父母。民间认为择树、石为亲，小孩可以像古树那样长寿、像大石一样瓷实。随着社会的发展和进步，民族医学也得到了进一步的发展，壮医儿科逐渐形成了独立的学科，给小儿常见病、多发病的治疗提供了很大的帮助。

壮族地区还流传着不少生活歌谣，其中崇左一带至今流传着一首十月怀胎歌："一月怀胎在娘身，一点阴阳造化成；好比草木逢春茂，乾坤造成始由根。

二月怀胎在娘身，朦胧血脉裹元精；娘始怀胎吐苦水，方知身上有妊娠。……九月怀胎在娘身，预安产室在房中；走亲访戚娘怕去，担心胎儿半路生。十月怀胎在娘身，娘在房中腹疼频；腹痛阵阵如刀割，头晕眼黑失三魂。"歌词概括了胎儿在孕妇身体中的生长变化过程，孕妇在胎儿每月生长过程中不同的变化、反应，以及孕妇在生活中的注意事项。这类歌谣对孕妇的怀孕及生产有很好的指导作用。又如民间的老壮医潘振香在一首关于小儿发搐病的歌诀中写道："抽兰密肚啼，睡红牙气畜；孩儿察色形，白头沙锁病。"这首朗朗上口的歌诀体现了潘老壮医对初生婴儿多发疾病的高度总结。

近年来，随着壮医研究的不断深入，更有必要将壮医对儿科证治的认识及辨治经验进行发掘整理和归纳总结，形成壮医儿科系统的理论体系，并不断发展完善。

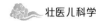

第二章　小儿生理病理特点和壮医治疗特点

第一节　小儿生理病理特点

关于小儿生理病理特点，历代医家论述甚多，主要包括以下两个方面：

一、脏腑娇嫩，形气未充；发病容易，传变迅速

我国对小儿年龄的划分有较多的论述，现代对小儿年龄的分期主要有胎儿期、新生儿期、婴儿期、幼儿期、学龄前期、学龄期、青春期等。

随着年龄的增长，小儿除了外观形态上的不断变化，如身长、体重、头围、胸围、腹围、臂围的变化，囟门的闭合，乳牙、恒牙的更替等，内在的脏腑也会随着年龄的增长而发育成熟。

脏腑娇嫩，形气未充是小儿的生理特点。《灵枢·逆顺肥瘦》提到："婴儿者，其肉脆，血少气弱。"《颅囟经·脉法》中提到："凡孩子三岁以下，呼为纯阳，元气未散。"清代医家吴鞠通将小儿的生理特点概括为"稚阳未充，稚阴未长"。这些论述对我们认识小儿生理特点具有一定的指导意义。

初生小儿脏腑娇嫩柔弱，四肢筋骨、气血津液等功能不够成熟，主要表现为：肾气未固，囟门未合，筋骨未坚，不能站立；肌肤柔嫩，腠理疏松，卫外未固，毒邪易侵；脑髓未充，神气怯弱，气血未充，脏腑柔弱。总的来说，小儿无论是在形体发育方面还是生理功能方面都是不成熟不完善的。语言、智力、运动、心理的发育也尚不完备，处于相对不足的状态。但随着小儿年龄的增长这些方面会逐步发展成熟。

发病容易，传变迅速是小儿的病理特点。小儿脏腑娇嫩，行气未充，体质和功能脆弱，抗病能力较差，加之小儿情志幼稚，寒温、饮食不能自调，因此易被毒邪所侵，而且年龄越小发病率越高。小儿得病后变化迅速，是指小儿在生病过程中病情容易发生转化且变化多端。

二、生机蓬勃，发育迅速；脏气清灵，易于康复

生机蓬勃，发育迅速是小儿的另一个生理特点。小儿在生长发育过程中，无论是机体的形态结构，还是各种生理功能，都在迅速地成熟、不断地完善。年龄越小，小儿发育的速度越快。周岁内的小儿在体重、身长、头围、胸围等方面，每个月都会有明显的变化，如周岁小儿的身长是初生时的 1.5 倍，体重则达初生时的 3 倍，这个时期的小儿是出生后发育最为迅速的，对营养和能量的需求相对较大，消化功能尚不够完善，容易产生消化紊乱和营养不良等问题。因此需要家长合理喂养，按时开展计划免疫，重视卫生习惯的培养，预防感染。

小儿的思维、语言、运动能力等也会随年龄增加而迅速发育。小儿机体生长的发育特点：一是由上到下，先抬头后抬胸，再会坐、立、行，可概括为"三抬四握五翻身，七坐八爬十能立"，即小儿 3 个月俯卧时可以抬头，6～7 个月能独自坐稳，8 个月会爬，周岁能走；二是由近到远，如功能发育从臂到手、从腿到脚；三是由粗到细，如手持物品等肢体动作的发育，小儿由先用全掌拾物到用手指拾物，新生儿两手紧握，3～4 个月小儿握持反射消失可自行玩手、握物，9～10 个月小儿食指和拇指可以捏起细小的东西，周岁小儿可以用笔在纸上乱画，2～3 岁小儿会用筷子，并能解开衣扣；四是由低级到高级，如先通过视、听、触来认识事物，再发展到能记忆、会分析、能判断；五是由简单到复杂，如先会画直线后会画圆形。虽然小儿的生长发育按一定的规律发展，但是在一定范围内仍受到遗传、性别、营养、教养、环境等因素影响，从而导致个体差异，故小儿的生长发育虽有一定的范围，但也要考虑影响个体差异的因素才能做出正确的判断。

脏气清灵，易于康复的病理特点是指小儿机体隐藏着无限的生命潜能。小儿生机勃勃，精力充沛，脏气清灵，反应敏捷。小儿患病的病因较为单纯，发病过程中受情志因素的干扰和影响相对较少，所以患病轻容易治愈。即使是危重症患儿，若能及时、正确诊治，护理得当，大多数也能取得满意疗效。

壮医治疗方法的基本特点主要为：重视外治，偏重祛毒；有病早治，无病早防；用药简便，贵在功专；补虚必配血肉之品。小儿疾病的病因与成人基本相同，但小儿体质不同于成人，有其特殊性。小儿疾病的病机特点为小儿生长发育不成熟，易感受毒邪，三道两路失调，三气不同步而致病，疾病发展较快，易于变化，但只要治疗得当，疾病恢复亦快。

第二节　壮医儿科内治特点

壮医认为，人由天地之气感应进化而来，人要保持健康的生理状态，不仅自身各部分的生理功能要协调一致，而且必须与天地之气保持协调同步的关系。人体按照三道两路来分区，三道两路沟通内外，内达脏腑神经，外至皮肤毛窍，内调脏腑气血平衡，外使人与自然同步。三道两路与其他脏腑器官一起，相互沟通联系，把人体天、地、人三部连接成一个有机的整体，使三部之气息息相通，同步运行，以维持人体健康。

壮医内治法是通过口服给药从而达到治疗目的的一种方法。壮医认为，药物自口进入谷道，经脾、胃、胰化生，通过龙路、火路网络的输布到达病所，从而起到治疗作用。壮医内治法在用药上讲究药简力宏，一般用 3～5 味药。民间壮医绝大多数用鲜壮药水煎或榨汁内服，少数制成膏、丹、丸、散或泡酒服之。

壮医内治的重点是"因"和"病"。壮族地区自古有"瘴乡""蛊毒之乡"的称号，壮族人民很早就对"毒"有深刻的见解。壮医对毒病的认识，不是一般意义上的毒物致病，而是以是否对人体构成伤害以及造成伤害的程度为依据。壮医在治疗方面注重调气解毒补虚，偏重祛毒。壮医认为，毒虚致百病，有病必有因，对因治疗，实为治病求其本之义，病因一除，其病自会慢慢痊愈。例如：壮医治疗瘴病，针对瘴毒选用青蒿、槟榔等；治疗痧病，针对痧毒选用金银花、板蓝根、山芝麻、黄皮等；治疗瘀病，选用田七、桃仁、赤芍等；治疗疮肿，针对热毒火毒选用两面针、半边莲、大青叶、七叶莲等；治疗黄疸，针对湿热瘀毒选用茵陈、田基黄、郁金等。这些都是辨病对因治疗。壮医对症治疗，辨症论治是对因治疗方法的补充，即在对因治疗治其本的基础上，针对不同的症状，选用一些药物以治其标，控制症状。如外感热毒痧症，咽痛者加毛冬青、鱼腥草、穿心莲、玉叶金花；咳者加土瓜蒌根、十大功劳、三叉苦、百部、穿破石；对一些疾病，有疼痛者加两面针、通城虎、金耳环、茉莉根、青药、山香皮、九里香。总之，对症治疗主要针对主要症状或主要兼症，而主要症状和兼症则需视具体情况而定。以辨病为主，多选用专方专药，是壮医内治法的一个特点。壮医治病，多主张针对不同的病因、不同的疾病选用专病专药。例如：胃病用山白虎胆、一支箭、过江龙、金不换；痨病用不出林、铁包金、石油菜、穿破石、黑吹风；红白痢用凤尾草、地桃花、金银花藤；断骨用天青地红、小叶榕、七叶莲、接骨草、泽兰、两面针。总之，壮医内治方法可简单概括为辨病为主，多用专方，对因治疗，兼顾主症。在临床上，壮医认为很多疾病都可采用内治法治疗，或在外治的基础上配合内治。这些壮医对疾病的基础认识同样适用于壮医儿科。

小儿疾病的发生，病因虽与成人基本相同，但小儿的体质特点不同于成人，有其特殊性：婴幼儿不会说话，问病史需问其父母；小儿吃药怕苦、怕药量多，宜少而精；小儿的抗病能力比成年人差，1～2 岁时很容易患病，特别易患感染性疾病。儿科疾病与成人疾病也大不相同，如儿童有先天性心脏病，中老年人易患冠心病；小儿易患消化不良，成年人则易患消化性溃疡。不同年龄段的小儿用药量有很大差距，如 1 岁和 10 岁的小儿用药量差别很大，而成年人用药量比较统一。

小儿病机特点为机体正处于生长发育时期，有些脏腑尚未发育成熟，冷暖不能自调，风、热、寒、湿、痧、瘴等多种毒邪侵犯，易导致身体虚弱，三道两路不畅而发病。在临床上，儿科疾病主要分为小儿常见病、小儿时行疫病和初生儿病等几类。壮医治疗儿科疾病，治疗原则遵循治病求因、辨病论治，其原则离不开祛毒邪、调气、通道路、补虚，治疗方法上讲求方简药轻，及时诊治，防止病情加重。此外，还应慎用有毒之药。

对儿科疾病要做到正确诊断，正确用药。有些儿科疾病较单纯，只要治疗及时得当，疾病恢复亦快。有些儿科疾病并发症较多，如感冒易并发咽喉炎、气管炎，流行性腮腺炎易并发睾丸炎、卵巢炎，肺炎易并发心力衰竭。有些儿科疾病来势凶，变化多端，危重情况多，如果处理及时得当，很快能转危为安；如若处理不当，传变迅速，病情危急。

儿科疾病宜以预防为主。对于小儿传染病，壮医注重隔离，提倡患儿不出门、不串门。现代医学已研究出相关疫苗来预防儿科常见传染病，幼儿宜及时进行预防接种。

第三节　壮医儿科外治特点

壮医外治法是壮族人民在与疾病做斗争的过程中积累和发展起来的治疗方法，包括壮医针挑疗法、壮医放血疗法、壮医药线点灸法、壮医滚蛋疗法、壮医鼻饮疗法、壮医药浴疗法等。壮医认为，通过各种治疗手段和方法，如运用针灸、刺血、推拿、拔罐、敷贴等，配合特色壮药，可激发、调节身体正气，使正气运行正常，正能胜毒，从而使人体之气与天地之气保持同步协调，以恢复健康。

壮医外治法在儿科临床中运用广泛，疗效显著，是壮医治疗小儿急慢性疾病及小儿危重疾病的主要方法。由于小儿年龄较小，采用内服疗法有时难度较大，小儿不易接受，因此可适当采用外治法。在临床应用上，医者应当结合患儿具体情况，选择适当的壮医外治法。小儿生长发育较快，在生理、病理上都有其特点，在进行外治法施治时，施治方法与成人有很大不同。

儿科常用的壮医外治法如下：

一、壮医针挑疗法

壮医针挑疗法使用大号缝衣针、三棱针等作为针具，在龙路、火路的体表网结（穴位）挑刺，使皮肤微微出血，流出组织液，或挑出皮下纤维，以达到疏通经隧瘀滞、疏理气机、调和阴阳、鼓舞正气、逐毒外出的治疗效果。如治疗小儿慢惊风时，可取小儿大椎穴、脊柱两侧、行间穴、足三里穴进行针挑治疗，即先对针挑处的皮肤进行消毒，再采用三棱针挑刺，微量放血，手法以轻挑、浅挑为主。术后注意消毒伤口，并叮嘱患儿不要让伤口碰水，以免感染。

二、壮医放血疗法

壮医放血疗法是针刺患儿的一定穴位或部位，使该穴位或部位自然出血，或运用挤压、拔罐等方法放血。这种疗法能祛除毒邪，畅通三道两路，调整气血平衡，使天、地、人三气归于同步。小儿正处于成长发育的重要阶段，不能大量放血，因此在放血时需要注意放血量。如治疗痄腮，取耳尖穴，少商穴、关冲穴、商阳穴，少商穴、合谷穴，角孙穴，少商穴、少泽穴、大敦穴、合谷穴、关元穴。以上5组穴位，每次选1组，采用轻挑、浅挑手法，使针刺部位出血，局部用手挤压，放血3～5滴。术后患儿应注意保暖，不宜受凉，也需要避免进行剧烈活动。

三、壮医药线点灸法

壮医药线点灸法是将经过多种壮药制备液浸泡的直径约为 0.7 毫米的苎麻线的一端点燃，使之形成圆柱状炭火星，然后将此炭火星迅速而敏捷地直接灼灸在小儿体表一定穴位或部位，用以预防和治疗疾病的一种外治法。药线点灸对于治疗小儿厌食症、因伤食引起的小儿泄泻有显著疗效，且无副作用，安全可靠。因为小儿能承受的刺激量小，宜采用轻手法，即快速扣压，令珠火接触穴位即灭。医者必须严格掌握火候，切忌灼伤小儿皮肤，并告知患儿家属要防止患儿用手抓破施灸部位，以免引起感染。

如治疗小儿发热，可选太阳穴，山前门穴，背顶穴，鹰嘴环 12 穴，手背二环 2、4 穴，臂上穴等进行点灸。第 1 日点灸 2 次，间隔 15～30 分钟。之后每日点灸 1 次，中病即止。治疗过程中，家属应注意给患儿保暖、擦汗、饮水。

四、壮医滚蛋疗法

壮医滚蛋疗法通过刺激龙路、火路的体表经络，疏经隧之滞，鼓舞正气，逐毒外出，调节气血，使天、地、人三气复归同步，促使疾病痊愈和人体正气恢复。壮医滚蛋疗法分为热滚法和冷滚法。热滚法是利用煮熟且温热的鸡蛋，在患儿的额头、四肢等患处反复滚动来进行治疗，每日 2 次。冷滚法是利用新鲜的生鸡蛋滚治疾病，每日数次，每次 10～20 分钟，每个鸡蛋可连续使用 3 日。热滚法多用于治疗小儿伤风感冒、风寒咳嗽、关节疼痛。例如小儿高热，取鸡蛋 2 个，用路路通、艾叶各 20 克，一起加水煎煮，煮沸 15 分钟，取出 1 个鸡蛋，在患儿额部、两侧太阳穴、后颈、背部两侧、前胸、脐部、肘窝、腘窝等处各滚动 10 多次，蛋凉后换另 1 个鸡蛋，两个蛋轮流使用，直至小儿微微汗出为止。冷滚法多用于治疗各种无名肿毒，如眼睛忽然红肿、皮肤肿胀、红硬发热等。使用热滚法时，应注意蛋的温度，以患儿能忍受为度，避免烫伤患儿，引起不适。应用冷滚法时，应将蛋用冷水冲洗干净。

五、壮医鼻饮疗法

壮医鼻饮疗法是在壮族地区流传的一种类似洗鼻及雾化吸入以防病的方法，即用壮药煎取药液令患者吸入洗鼻，或蒸煮药液化为气雾令患者吸入，以达到预防治疗的效果。宋代周去非的《岭外代答》对鼻饮的方法做了比较详细的描述："邕州溪峒及钦州村落，俗多鼻饮。鼻饮之法，以瓢盛少水，置盐及山姜汁数滴于水中。瓢则有窍，施小管如瓶嘴，插诸鼻中，导水升脑，循脑而下入喉。……

饮时必口嘬鱼酢一片，然后水安流入鼻，不与气相激。既饮必噫气，以为凉脑快膈，莫若此也。"在鼻饮的液体中加入山姜汁是壮族民间医药中针对瘴毒和中暑的特有防治方法，传统的鼻饮方式具有物理降温和鼻腔黏膜给药等作用，类似于嗅鼻法、熏鼻法等治疗方式，可用于预防鼻咽部和呼吸系统疾病等。对小儿常见鼻病、喉病、呼吸系统病症，都有一定疗效。

六、壮医药浴疗法

壮医药浴疗法，即将壮药煎煮至沸腾后，取药液熏蒸皮肤患处，等药液温度适宜后，再用药液淋洗、浸泡局部患处或全身，让皮肤受热局部温度升高，使微小血管扩张，达到疏通三道两路、祛风散寒、活血化瘀、解毒消肿、除湿止痛、扶正祛邪等效果。由于小儿皮肤娇嫩，不能承受过热的药水，运用此疗法时当掌握好温度，也不宜过冷。为避免药液蒸气走散，有效成分散失过快，或温度降低过快，应加盖纱布。如治疗小儿高烧时，用香茅 100 克，柚子叶、黄皮果叶、三叉苦叶、青蒿、红龙船花叶、五月艾各 50 克，煎水后先熏后洗。或用路边菊、土薄荷、银花藤各 30 克，水煎洗澡。

七、壮医刮痧疗法

壮医刮痧疗法通过刮拭病变相应的穴道及肌肤，刺激体表经络，可使腠理开泄，将滞于经络、腧穴以及相应脏腑的各种邪气从皮毛透达于外，具有宣通透泄、发表散邪、舒筋活络、疏通谷道、调整气血等功效，常用于治疗痧症、中暑、外感及谷道肠胃疾病。如治疗小儿疳积，取长强穴至大椎穴处刮治。婴幼儿肌肤娇嫩，使用此法治疗时，可改用间接刮痧疗法，即放一块大小适宜的干净布条于刮痧部位，医者可在布条上刮拭。

八、壮医敷贴疗法

壮医敷贴疗法，是将壮药提取物或生药细末与各种不同的辅料一起制成膏糊状制剂，敷贴于特定的皮肤、孔窍等来治疗疾病的方法。壮医敷贴疗法可使药物有效成分直达皮肤病灶处发挥作用，还可通过穴位使药性通过皮毛腠理而由表及里，循火路传到龙路再达脏腑，以调节脏腑气血阴阳，补虚祛毒，从而发挥治疗疾病的作用。如治疗小儿腹痛，用丁香、肉桂粉适量，加水调成膏状敷肚脐，每次 2 小时，每日 1 次；也可用肉桂、苍术各 3 克，黄连、吴茱萸、木香各 2 克，研末混匀，加米醋适量调成膏状，敷贴脐部，2 小时换药 1 次，每日 2 次。

在给患儿敷贴时，由于小儿的皮肤嫩薄，不宜用刺激性过强的药物，敷药时间也不宜过长，一般只能敷贴 1～2 小时或 1 小时以内，以免引起不良反应。同时要注意做好护理，勿让小儿抓破皮肤。夏季用药敷贴穴位时，要防止因汗液浸润而致敷贴滑脱，宜用绷带固定。由于某些壮药成分有毒，炮制或使用不当，可能会引起不良反应。如出现不良反应，应立即停药，并及时就医。有皮肤过敏或皮肤破损者，不宜用此法。

九、壮医经筋疗法

壮医经筋疗法是在壮医理论的指导下，以经筋学说为依据，运用壮医理筋手法、固灶刺筋法、循筋拔罐法等综合治疗手段，从局部对机体进行整体调理，畅通三道两路，以疏经通络、调和气血、解痉止痛为目的，使机体的内外恢复平衡，天、地、人三气同步，用以预防和治疗疾病的一种独特的医疗和保健方法。壮医经筋疗法根据经筋结灶的结聚特点，以综合的医疗手段，即以理筋手法、针刺疗法、拔罐疗法为主，适当运用辅助疗法，组合成综合消灶疗法。治疗时，当按患儿的承受能力，施以因人、因病而异的治疗量度，严防粗暴行术，以防折伤。

治疗小儿麻痹后遗症，宜采用综合疗法手段治疗。如对于足三阴、足三阳的经筋，可做每一条经筋的线性手法疏通治疗，对其结硬性节段性的筋结点，以局部固灶行针的刺治方法施治；对于腹缓筋脐外的筋结病灶，运用边查灶边消灶的舒筋方法施治；对于髀区、股筋区及腰筋区的筋结，先用理筋手法施治，再用固灶行针法刺治；对于可行拔罐的腰腿施治部位，施以拔火罐治疗。除此之外，还可辅以外洗、热熨疗法。

十、壮医推拿疗法

壮医推拿疗法是运用手和手指的技巧，在患者皮肤、肌肉上按摩来治疗疾病的一种方法。具有调节阴阳、疏通经络、开达郁遏、活血散瘀、强壮筋骨等作用。推拿可清除脱落的上皮，改善皮肤营养，有利于汗腺和皮肤腺的分泌，消除肌肉的疲劳，提高肌力，促进淋巴循环和水肿的吸收。由于小儿肌肤娇嫩、神气怯弱，因此在采用推拿治法时，特别要注意手法，强调轻柔、渗透，要求轻快柔和、平稳着实。如治疗小儿麻痹后遗症之上肢瘫痪，患儿取坐位，医者先采用滚法，自大椎穴、肩井穴、肩髃穴、曲池穴、阳池穴，往返 5 分钟，手法要轻柔；再用拿法，施于上肢内外侧；最后用擦法于脊柱，往返 5～10 分钟。若是下肢瘫痪，患儿取平卧位，医者先用滚法，自腰及腹部向下滚至患侧下肢前后侧；再用拿法，自患肢向外侧直拿至跟腱。

第三章　壮医儿科养护方法

壮医儿科的养护是壮医儿科学的重要组成部分，其主要是以治未病为养护的理念，即在小儿的生长发育过程中进行合理的喂养及调护，以增强小儿的体质，同时，对儿科疾病进行预防以及管理，促使小儿健康成长。由于小儿处于特殊的生长发育阶段，有用药困难、易被药物毒副反应损伤等特点，所以小儿的养护重点应该放在日常饮食及生活习惯上。

第一节　居住

小儿的居住环境与小儿的养护有密切关系。在外要有充足的阳光与新鲜的空气，在内要保持室内环境的整洁与空气的流通。正如《万氏家藏育婴秘诀·鞠养以慎其疾》所说："无风频见日，寒暑顺天时。"提倡平日要经常带孩子到户外活动，严寒酷暑要顺应气候，不要总在空调房里待着。充足的阳光和新鲜的空气是小儿成长过程中必不可缺的，经常带小儿到户外活动，能增强小儿体质。同时注意不要带小儿去空气污浊、环境污染的场所。小儿行气未充，脏腑娇嫩，肺脏及气道没有发育完全，要慢慢适应天气的变化。若小儿长期处于恒温的空调房中，一旦外出感受冷热变化，就容易产生气道方面的疾病。其次，要保持起居室的整洁。小儿形气未充，容易受到外界毒邪的侵袭，保持室内环境的整洁卫生，注意居住室内的空气流通，是保障小儿健康成长的重要条件。

小儿的居住环境要遵循自然，积极营造舒适的睡眠环境。平时要注意空气流通，每天定时开窗通风 30 分钟，通风时可把小儿带到户外呼吸新鲜空气。同时，新生儿应避免众多亲朋好友的探视。小儿房间保持适宜的温度和湿度，一般房间温度在 22～27℃为宜，湿度保持在 50% 左右。冬季可借助取暖设备，夏季居室要凉爽通风，避免风扇及窗口直吹，必要时可用空调降温。房间尽量选择朝南方向，阳光充足、冬暖夏凉，房间光照要柔和，避免强光刺激，尤其是五颜六色或闪烁的彩灯，对婴幼儿视力及大脑发育均不利，睡觉前要拉好窗帘，降低光线强度。房间避免噪声，以免影响婴幼儿睡眠质量和听觉器官发育，噪声对大脑是恶性刺激，容易使婴幼儿情绪波动。

婴幼儿的床要有护栏，护栏高度约为婴儿身长的三分之二，可防止婴幼儿站立时跌出。护栏尽量选择圆柱形，两护栏间距离不超过6厘米，可防止婴幼儿的头从中间伸出。床栏和床身不建议增加凸起的雕饰，以免婴幼儿碰撞受伤。正在长牙的婴幼儿喜欢用嘴巴啃咬东西，床沿的双边横杆必须装上保护套。婴幼儿的床可以放在光线充足的房间（朝向以东及东南方位较好），最好靠近妈妈的大床，四周铺上防摔垫且留出足够的空间，便于护理，不要靠窗，也不要放在横梁下，远离灯座、窗帘、电扇、电热器等物品。不在床上放塑料袋或塑料布，以防婴幼儿舞动手臂时，将其盖在脸上导致窒息；不放大玩具，以防婴幼儿爬到玩具上踩跌下床；不在床栏上悬挂有棱角且坚硬的玩具，以免婴幼儿翻身时被撞伤；不在床上堆叠衣物，以免堆叠的衣物盖住婴幼儿的口鼻。

婴幼儿的枕头选择吸汗、通气的材料，外面纯棉软布，里面填充荞麦皮、茶叶等，枕头宽与头长相等，长与肩宽相同，高3～4厘米。婴幼儿的被子里面选浅色全棉软布或全棉绒布，内衬新棉花，被长比婴幼儿身长长20～30厘米比较合适。婴幼儿的床上用品每2日换洗1次，并在太阳下晾晒，家中最好不养猫、狗、鸟等动物。

婴幼儿房间的地板不要铺装泡沫塑料地垫，如拼图地垫，有可能会释放大量挥发性有毒物质，对孩子的健康造成影响。如果要在地面上铺地毯，最好事先固定好地毯的四周，地毯要经常清洗，以免滋生螨虫或者细菌。婴幼儿房间的墙面建议采用环保型的涂料，颜色要淡，鲜艳的涂料重金属物质含量相对较高。房间的窗户建议安装护栏，防止婴幼儿爬上窗台掉落。房门上可以系个铃铛，婴幼儿爬、走出去的时候可听到声音。家人外出归来，应清洗双手，更换外衣。家具要经常用干净的湿布擦拭并定期消毒。

在疫疠流行时，壮族人民常在居室内焚烧苍术、白芷、艾叶、柚子皮等，也习惯于门上挂石菖蒲，利用其芳香气味开窍化湿秽，从而防止病邪入侵人体，起到防病保健的作用。

第二节　着衣

怀胎十月，孕妇要历经不同的季节。由于气候变化大，孕妇应比常人更加注意着衣，要顺应气温的变化，天凉添衣，天热减衣，注意减少气候骤变对身体的伤害。

新生儿要注意保暖，衣服应挑选质地柔软、宽松适宜的款式。临产前父母应将给新生儿准备的衣服取出洗晒干净，收装衣服的箱子或柜子不可放樟脑丸。夏季可以给新生儿围一个布肚兜，既凉爽又护腹，但天热时在空调房里应注意保暖。冬季可将婴儿包入褓褓，包裹的松紧要适度，太紧则妨碍婴儿活动，太松则容易被婴儿蹬开。

1岁小儿的衣服面料要柔软、舒适、保暖，以全棉织品为佳。1～2岁小儿比较好动，衣物面料最好选择有机棉。小儿的着衣应注意以下几点：一是不选择套头装，穿脱不方便，孩子容易烦躁哭闹；二是着衣重量不宜集中在腰部，裤子腰带上不宜用松紧带，以免影响小儿发育；三是衬衫和外套的开襟尽可能在前，便于小儿分辨前后及日后自己动手穿衣；四是不选款式烦琐、活动不便的衣服，拘束的服装不利于孩子的生长发育；五是新生儿活动无意识、无规则、不协调，四肢多呈屈曲状，衣服宜宽大，便于活动、穿脱；六是新生儿衣服不钉纽扣，不使用别针，以带子系在身侧，颜色以浅淡为宜；七是新生儿可选类似小睡袋的和尚衣，幼儿可选连体衣、背带裤，学龄前期宜选有松紧带的裤子。

小儿衣着不可过于保暖，否则会降低小儿对气候变化的适应能力。小儿衣着宜宽松以免妨碍气血流通，影响发育。小儿衣服的增减要跟随季节变化，不得随意增减，有句俗话说得好："四时欲得小儿安，常要三分饥与寒。"

小儿脏腑娇嫩，尤其肺常不足，而且其寒温不自知，所以需要父母适时增减衣物。在春、秋、冬季，小儿一般比成人多穿一件背心，以手心温暖不出汗为宜。同时，要注意穿棉质吸汗的轻薄内衣。在夏季，要给小儿穿轻薄衣物，避免小儿中暑。特别是在小儿发热时，要适当减少着衣散热，防止小儿捂热太过以及在出汗的过程中再次着凉。

第三节 佩戴香囊

自古以来壮族人民就有佩戴香囊来预防保健的传统。佩戴香囊属壮医佩药疗法，指在壮医理论指导下将芳香性药物装入布袋内佩戴在身上，主要通过药物挥发的芳香气味以防治疾病的方法。对于体虚身弱的小儿，壮族老人会特意缝制装有艾叶的香囊佩挂于小儿身上，以期起到辟邪驱寒的保健功效。

长期佩戴香囊可以通过药物自然散发的香气在小儿的口鼻周围形成高浓度的微环境，持续的芳香气味可以刺激小儿的气道，兴奋神经系统，不断刺激机体免疫系统，促进抗体的生成，对多种致病菌有抑制生长的作用，从而达到预防及治疗疾病的目的。

一、操作方法

1. 药物准备：将选好的壮药研为细末，密封备用。

2. 药袋制作：选择透气良好的布料制成香囊。药袋内装药量的多少也可视其形状及大小而定。

3. 治疗部位：根据治疗疾病的不同，佩挂于相应的部位。如强身袋佩挂于颈项或戴于手腕；防治流感袋挂于颈胸部前方等。如果用于保健预防，可佩挂于颈前或置于上衣口袋内，也可挂于室内等，夜间可挂于床头或蚊帐内。

4. 药物配方：

（1）强身袋方：苍术、石菖蒲、三七、白芷、细辛、藿香、佩兰、丁香、甘松、薄荷各适量。共研细末，装袋，佩挂于颈项。对慢性病患者和小儿体弱多病，有保健防病作用。

（2）防治流感袋方：贯众、皂角、薄荷、防风、朱砂、艾叶、石菖蒲各适量。将除朱砂外的各药研成极细末，然后加朱砂混匀，装入小布袋内，佩挂于胸前方，能避瘟防病，可用于流感流行期间的治疗及作为综合预防措施之一。

5. 体位选择：使用壮医佩药疗法后，无需特定体位，佩挂者可正常工作、学习与生活。佩戴香囊的部位一般为胸前与脐腹部，若太近口鼻，容易发生小儿误食，太远则不利于药物功效的发挥。因胸前为肺与气道之处，与气道病相关，所以气道病佩戴位置多为胸前，谷道病佩戴位置多在脐腹部。

6. 治疗时间及疗程：药袋内的药物一般 5～7 日换 1 次药。香囊的气味发散有时间限制，要保持一定浓度药香才有疗效，因此要定期更换香囊，也可根据当地气候的潮湿程度适当调整更换时间。壮医佩药疗法一般没有疗程限制，药袋可佩戴至疾病明显好转直至痊愈；用于强壮保健的药袋可长期佩戴；用于辟瘟防病的药袋，以度过传染病流行期为原则。

二、适应证

1. 小儿哮喘：麻黄 6 克，苏子、款冬花、杏仁、葶苈子各 10 克，生石膏 15 克，甘草 5 克。共研细末，制成香囊，佩戴于胸腹部，10 日换 1 次药。

2. 小儿消化不良：五谷虫、使君子、胡黄连、麦芽、神曲、党参、苍术、炒鸡内金、槟榔、莪术、陈皮、砂仁、白蔻仁各 6 克，冰片 3 克。共研细末，制成香囊，佩戴于胃脘处，10 日换 1 次药。

3. 小儿腹泻：苍术、木香、党参、诃子、茯苓、神曲、炒山楂、炒扁豆各 6 克，熟附子 3 克。共研细末，制成香囊，佩戴于脐腹部，10 日换 1 次药。

4. 小儿疳积：黄芪、焦山楂、焦白术、砂仁各 10 克，炒鸡内金、皮硝各 6 克。共研细末，加麝香 0.2 克，制成香囊，佩戴于脐腹部，10 日换 1 次药。

5. 小儿惊风：全蝎、僵蚕、白术、人参、天麻、琥珀、地龙、胆南星各 3 克，石菖蒲、防风各 5 克。共研细末，加麝香 0.2 克，制成香囊，佩戴于脐腹部，15 日换 1 次药。

6. 小儿夜啼：天竺黄、川芎、双钩藤、朱砂各 6～9 克。共研细末，制成香囊，佩戴于小儿胸前，啼哭停止即除去。

三、注意事项

佩戴方式主要为用绳挂于颈部，或制作一个布兜放置在脐腹部，用别针或针线固定。小儿打闹玩耍时容易引起拉扯，有安全隐患，建议用针线固定或者使用安全别针。过敏体质并非壮医药佩疗法的绝对禁忌者，在对香佩药物没有表现出过敏症状的情况下，可以考虑选用。但无论小儿体质如何，在佩戴香囊时要注意观察小儿是否出现过敏情况，有过敏情况及时停用。6 个月以下小儿使用此疗法容易误吸、误食药物，且 6 个月以下小儿气道病发病较少，出于安全考虑，不予使用。

第四节　药浴

壮医药浴属于壮医疗法中的外治法之一。不同于普通的洗浴，壮医药浴以壮医辨病为原则，根据不同的病症以及养生保健的需求，加入不同的药物，进行药浴。而壮医药浴最大的特点在于壮医多用鲜品壮药药浴。皮肤是人体最大的器官，除具有抵御外邪的作用，还具有分泌、吸收、渗透的作用。药液能够通过皮肤吸收，经由皮肤吸收的药物虽不如口服及静脉输液疗效直接、迅速，但具有药效持续、药力和缓、副作用小、无胃肠道反应等优点。小儿乃稚阴稚阳之体，脏腑娇嫩，不堪药石之重，且大部分壮药、中药都有特殊的气味，对于小儿而言，内服汤药难以喂服。因此，药浴成为小儿健康养生、保健调理、预防治疗疾病的合适之选。

一、操作方法

壮族民间传统的药浴方法是将草药放在冷水中浸泡 1 小时，然后煎煮 30 分钟左右，滤去药渣，兑入浴液中洗浴。药浴时间一般为 15～30 分钟，然后再用温清水冲洗，擦干即可。此方法简便易行，无毒副作用。

壮医药浴的一大特色是根据不同的病情，选取不同的药物，达到不同的疗效。如预防风湿性关节痛、腰腿痛等各种痛症，常选用苏木、灵仙、透骨散、海桐皮、香樟草、两面针、柚子叶、柑果叶、大罗伞、小罗伞、宽筋藤、爬山虎、大风艾、肉桂等；预防感冒，常用防风、荆芥、贯众叶、桂枝、菊花、草河车、麻黄、忍冬藤；预防急性湿疹等皮肤病，可用荆芥、防风、生石膏、苦参、苍术、牛子、生地、蝉蜕、生甘草。

二、适应证

1. 小儿感冒：马鞭草、桃叶、鸡矢藤各适量。水煎洗澡，每日 1 次。风寒者，用葱白头 3～7 个，生姜 3～5 片，水煎外洗，取微汗。风热者，用葱白头 3～7 个，薄荷 15 克，水煎外洗，取微汗。

2. 小儿腹泻：①鬼针草 30 克。煎汤温浸双足，每日 1 次，连用 3 日。②草鞋跟、金银花、生姜各适量。水煎外洗。

3. 小儿惊风：①四叶莲、苦艾叶、紫苏梗各适量。水煎外洗，每日 1 次。

②空心菜根 150 克，韭菜根 120 克。共捣烂调酒擦四肢、躯干。

4. 小儿发热：①香茅 100 克，柚子叶、黄皮果叶、三叉苦叶、青蒿、红龙船花叶、五月艾各 50 克。水煎后熏洗。②路边菊、土薄荷、银花藤各 30 克。水煎洗澡。

5. 小儿湿疹：①苦瓜叶、辣蓼各 20 克，乌桕叶 30 克。水煎熏洗患处。②毛果算盘子、苦楝叶、阳桃叶各 50 克。水煎外洗。③乌桕叶 30 克，了哥王、辣蓼各 20 克，硫黄 6 克。水煎外洗。④千里光、三叉苦、六耳铃各 15 克，土荆芥 10 克。研末加米酒调敷患处。

6. 小儿夜啼：艾绒、葱各适量。水煎洗脐腹部，再用艾绒灸熨脐腹部 10 余次。

7. 小儿盗汗：①甘蔗叶适量。水煎外洗，每日 1～2 次，连洗 2～3 日。②竹叶 200 克。水煎外洗，每日 1 次，连洗 3 日。③酒曲饼 5～8 个。研末热水冲置盆中，待水温合适后外洗，重点擦洗汗出较多的部位，每日 1 次，连洗 3～5 日。

8. 小儿痿证：枫桂荷、五加皮、五指牛奶、走马胎、小血藤、鸡血藤、千斤拔、宽筋藤、杜仲、羊耳菊各 500 克，双钩藤 1.5 克。水煎外洗，每日早晚各 1 次。

9. 小儿黄疸：①无根藤、密蒙花、姜黄各适量。水煎熏蒸患儿（乳母可适量服用药液）。②鬼画符适量。水煎外洗，每日 1 次。

三、注意事项

1. 药浴时注意环境与室温。冬季洗浴时应选择在较温暖的室内，避免吹风。

2. 控制水温。小儿皮肤娇嫩，药浴前注意调控好水温，以温度 38～40℃ 为宜。

3. 根据小儿的情况可以适时擦浴，一般以头部、颈部、腋下、手心、足心、腹股沟等部位为主，以微微发红为度，根据小儿的年龄及皮肤状况调整，擦浴不可太过用力及时间过久，以防损伤皮肤。

4. 药浴时可以适当转移小儿注意力，避免情绪波动。

5. 药浴后小儿通过出汗将病邪从毛孔排出体外，这时候忌受风受凉，适时添衣加被。

6. 合理饮食，避免过饥过饱，进食清淡及易消化食物。

7. 以下几种情况不适合药浴：（1）剧烈呕吐时，移动患儿会使其呕吐加剧。

（2）刚吃饱的时候。饱腹状态下进行药浴，会使较多的血液流向被热水刺激后扩张的表皮血管，使腹腔血液供应相对减少，对小儿消化不利。此外，由于小儿吃饱后胃呈扩张状态，马上洗澡很容易引起呕吐。（3）身体有大面积皮肤破损时，为防止感染，暂不适合药浴。（4）若小儿情绪激动对药浴十分抗拒，哭闹反抗，则暂不适合药浴。（5）小儿过敏。如果小儿药浴后出现红肿、皮肤瘙痒，甚至出现丘疹，建议立即用清水再次洗浴并及时送往医院诊疗。

第五节　敷贴

壮医敷贴疗法是指将壮药敷贴到人体一定穴位，预防和治疗病症的一种外治法，对于小儿的疾病预防有显著的疗效。此疗法可使药物有效成分直达皮肤病灶处发挥作用，还可通过穴位使药效由表及里通过皮毛腠理，循火路传到龙路再达脏腑，以调节脏腑气血阴阳，补虚祛毒，从而发挥治疗疾病的作用。敷贴疗法使用方便，操作简单，无痛苦，小儿接受程度高。

壮医敷贴疗法使用的剂型很多，有散剂、糊剂、膏剂、丸剂、饼剂、锭剂、鲜药剂、水浸剂等，其中以散剂、糊剂、膏剂最为常用。

一、操作方法

1. 散剂。

（1）根据病情用药，如确定选用散剂配方后，将配方中的特殊药物按要求进行炮制，然后混合加工粉碎成细末。也可将配方中的单味药材单独进行加工，研细过筛，再根据处方混合。用时可将散剂直接外撒于患部，或者和水、白酒、醋、油等调拌均匀，应根据患者症状及皮肤干湿燥润等实际情况，分别将待敷药料调拌成稀湿状或黏稠状，分装后，消毒备用。

（2）散剂外敷方法：先用医用酒精擦拭患部或穴位，再敷贴药物；也可先进行推拿、刺血、拔罐后再敷药。对于胸、腹或关节处可选用透气胶布辅助固定，注意及时更换药物。

（3）散剂的特点：制作方法较简便，敷贴时药量增减可灵活掌握。凡敷贴穴位，由于药散集中于穴位，故用量不宜过多。凡敷贴患部，药散应散布四周，用量可多些。散剂研成细末后，装瓶密封可长期存放，需要时随调随用。散剂稳定性高，储存方便，疗效迅速，且药物粉碎后，接触面积较大，刺激性增强，易于发挥作用。

2. 糊剂。

（1）含有25％以上固体药物的外用半固体制剂称为"糊剂"，制法与散剂、软膏基本相同，稠度大于软膏。可将鲜药直接捣烂成泥糊状，或将处方应用的药物经过加工粉碎研为细末，过筛混合后，加调和剂（黏合剂），如水、酒、鸡蛋清、醋、芝麻油及某些生鲜药物的鲜汁等调和。用时涂于穴位，再外用纱布固定。此法可延长药效，缓和药性。鲜药的强烈气味，可加强疗效。

（2）外敷方法：在敷贴的患部或穴位，先用姜汁或白酒擦洗，消除皮肤上的不洁之物，如遇皮肤溃烂或疮毒红肿，应先进行清洗或拔毒处理，然后敷贴糊剂药物。凡在四肢部位及关节部位包扎不宜过紧。

（3）糊剂特点：药物取材方便，制作简单；在临床上对中毒、损伤等疗效显著；糊剂敷贴后，患者皮肤顿感冷凉热退；有健肤活络、消肿泻热的功效；糊剂可以缓慢释放药效，延长药物的作用时间，增强药物的治疗效果，临床应用最为广泛。另外，糊剂对外伤性皮肤溃烂、疮疡肿毒等有润肤祛毒、生肌收口的作用。

（4）疗效反应：用糊剂敷贴治疗高热、红肿疼痛、中暑昏迷、实热急症等，疗效反应快，在3小时内即有疗效反应；跌打损伤、内科疾患，疗效要在3天以后才可以见到；疑难杂症要连续敷贴数次，才略见疗效反应。

（5）糊剂药物一定要加工研细，捣烂。凡对皮肤有刺激性的药物，不宜过久敷贴。如出现不良反应，要及时停药就医。糊剂敷贴后，为加强药物的渗透性，可以根据病情变化，在包扎纱布外面适当地淋洒白酒、醋或其他药液等。

3. 饼剂。

（1）制备方法与散剂基本相同，将应用的药物经过加工粉碎、研细过筛，将细粉与适量的辅料（水、面粉等）混合均匀后制成饼状；或取药物的浓煎液加入适量面粉，制成小饼状，放笼上蒸熟；也可将新鲜药物捣烂与适宜液体及面粉混合后捏饼外敷，成形的饼可放在日光下晒干或文火烘干，以不散为度。在临床上根据患者病情需要，可在饼中间与皮肤接触处做一凹陷，其内可加一些散剂或者药糊，以增强饼剂的药性。药饼也可做成长条，围成圆圈，中间置药糊，挤压而成饼剂，其大小根据敷贴的部位及病情确定。可在饼剂上同时施加灸法，以利于药物吸收和激发经穴效应，饼剂主要用于脐疗及温灸。

（2）外敷时，可以将饼剂加热后外敷，然后用纱布或胶布包扎固定。每隔1日或2日更换1次，如将饼剂放置在腰带或绷带中包扎在一定部位，可半月更换1次。

（3）饼剂药性较缓，药物多选用草药、蔬菜、水果等。特别适宜于老年人和婴儿，或皮肤过敏者使用。饼剂外敷对皮肤刺激性不强，外敷时间为1～2日。治疗时可根据病情随时换药。另外，饼剂外敷后可适当配合艾条温灸，以使药效较快传导入里。温灸可1日数次，每次时间不宜过长。

（4）饼剂多采用新鲜药物配制，在临床上对部分急性症状外敷后，在5分钟至1小时内就有疗效反应。其他慢性疾病，一般在2～3日后才有所反应。饼剂外敷初期，皮肤有冷凉感，中期皮肤会有瘙痒，后期皮肤出现水疱或隐疹。个别患者不适应对皮肤刺激性较强的新鲜药物，不宜过久外敷，敷贴后应间隔2日再外敷。

（5）因饼剂药物多选用新鲜药物配制，有些蒸熟外敷，但不能久蒸，以蒸熟为度，以免药效流失。凡外伤出血或皮肤溃烂者，不宜用饼剂外敷。如用饼剂做拔毒或急证止血，在药物配伍上应慎重考虑。外敷饼剂后，患者应少走动，避免饼剂散落。

4. 丸剂。

丸剂俗称"丸药"，即将处方药物粉碎成细末后，在细末或药材提取物中加适宜的赋形剂，如蜂蜜、蜡、凡士林等，制成的球形或类球形。丸剂的大小可根据患者及临床需要，灵活掌握。定型后的丸剂直接外敷于一定部位或穴位上，用胶布固定。有些孔窍使用丸剂外戴时要注意，丸剂的大小应适合相应孔窍，不能过大或过小。

5. 膏剂。

（1）类型。

硬膏：又称"膏药"，是将应用的药物放入麻油或其他油内浸泡，煎熟至一定程度，去渣后加入铅丹、白蜡等收膏，膏药呈暗黑色，再将膏药涂抹于布或纸等材料上以供敷贴于皮肤的外用剂型。其在常温下呈固体状态，受热后会熔化，可治疗局部或全身性疾病，并有机械性保护作用，用法简单，携带、贮存方便。

软膏：又称"药膏"，是用适当的基质，如醋、酒、凡士林、猪油、茶油、蓖麻油或蜂蜜等，与药物粉末均匀混合制成的一种易于涂抹在皮肤、黏膜的半固体外用制剂。软膏基质在常温下是半固体，具有一定的黏稠性，但涂抹于皮肤或黏膜能渐渐软化，有效成分被缓慢吸收，持久发挥药效。

浸膏：是将药物粉碎后，加入适量水，用锅煎熬浓缩制成的一种稠膏状物，用时敷贴于皮肤或穴位上。临床上用浸膏外敷时，首先应将膏药烤软，然后进行搓揉使四周药料厚薄均匀。根据患者病情，在外敷时还可以添加丹药。丹药一般是在搓揉膏药时加入少许，待膏药微凉后敷贴于患部。

（2）膏剂可保持较久的药性，制作良好的膏剂可存放数十年。在外敷一定部位或穴位时，可以根据临床需要适当延长外敷时间。1张膏剂可反复多次敷贴。另外，根据临床病症，将膏药烤化后再加入一些丹药，可进一步提高膏剂药效。如患者疼痛，可加入止痛性药物。除加丹药外也可加入散末药物，然后烤化揉搓拌匀。敷贴时应掌握膏药的温度，切忌过热烫伤皮肤。

（3）膏药的疗效分两种：一种是见效快，凡是跌打损伤、红肿胀痛者，敷贴后，1～3日内就见疗效。开始是患处疼痛减轻，然后红肿渐消。另一种是见效慢，凡是内科疾病、风湿痹病，敷贴后1～2周内才有所反应。开始皮肤痒痛，然后皮肤发疱，药性渗透入里（即入筋或骨），一般在3日后才见其效。膏药还可配合其他手法治疗，如壮医经筋疗法、壮医针挑刺血术、壮医药罐拔罐、壮医针刺、壮药熨烫等，外敷药效反应十分迅速，敷贴1日后皮肤瘙痒，2～3日皮肤奇痒难忍，3日后可取下膏药，如皮肤呈白水疱点状为正常反应。

（4）膏药的熬炼一定要掌握火候，用火不可过猛或过弱，不然膏药会粘不牢，药效发挥效果差。在外敷膏药中掺入丹药时，丹药不可过多。根据病情，适当地增加少量镇痛、祛风、散寒、芳香类丹药即可。若外敷药物后皮肤呈水疱状，可用消过毒的针点破水疱，隔2日后再敷贴膏药。若出现过敏等其他不良反应，要及时停药就医。

6. 鲜药剂。

将鲜药捣烂或切成片，直接敷贴于相应的穴位上。

二、适应证

1. 小儿喘嗽：①白芥子、面粉各30克。加水调和，用纱布包裹敷贴背部。每日1次，每次约15分钟，连敷3日。②大黄、芒硝、大蒜各15～30克。用纱布包裹，敷贴胸部，如皮肤未出现过敏反应，可连用 3～5 日。

2. 小儿消化不良：肉桂粉适量。调水敷肚脐。

3. 小儿胃痛：①淡豆豉、食盐适量，生姜数片，葱白数根。共捣烂，炒热，用棉布包裹，温熨脐部，同时轻轻揉按，冷后加热再敷，直至痛止。②橘皮 1 个，枫树叶适量，油菜籽、香附子各 1 汤勺，四季葱头 2 个。共捣烂，调盐水炒热，敷肚脐。③茶叶、生盐、酒适量。共捣烂，加入银器敷肚脐。④丁香、肉桂粉适量。加水调成膏状敷肚脐，每次 2 小时，每日 1 次。⑤肉桂、苍术各 3 克，黄连、吴茱萸、木香各 2 克。研末混匀，加米醋适量调成膏状，敷贴脐部，2 小时换药 1 次。

4. 小儿腹泻：①马鞭草、石榴叶、黄荆树叶、葱头（均为鲜品）各适量。捣烂调酒敷肚脐。②香附子适量。捣烂，以醋炒热敷肚脐。③葱头 3 个，酒饼半只，车前草 3 根。共捣烂成饼，煨热敷肚脐。④肉桂、苍术各 3 克，黄连、吴茱萸、木香各 2 克。研末混匀，加米醋适量调成膏状，敷贴脐部，2 小时换药 1 次。

5. 小儿疳积：①龙船花叶、红薯叶各 9 克，臭茉莉 12 克，菊花叶 90 克。捣烂敷囟门，4 小时换药 1 次。②鲜疳积草 15 克，姜、葱各 30 克。捣烂，加入鸡蛋 1 个搅匀，外敷脚心，隔 3 日换 1 次药，每个疗程 5～7 次。③肉桂、苍术、木香各 2 克。研末混匀，加入米醋适量调成膏状，敷贴脐部，2 小时换 1 次药，每日 2 次。

6. 小儿遗尿：①丁香 1～2 粒。研末，以冷开水调敷脐部。②五倍子、何首乌各 6 克。研末，用醋调敷于脐部，后以纱布覆盖，每晚 1 次，连用 3～5 次。

7. 小儿鹅口疮：吴茱萸、附子各 10 克。研末，用米醋调敷涌泉穴。

8. 小儿盗汗：①郁金 3 克。研末，调醋敷两乳头。②五倍子粉适量。加醋调成糊状，外敷脐部。

9. 小儿吐乳：胡椒、艾叶等量。共研细末，加香油适量调成糊状，敷贴脐孔处，每日 2 次。

三、注意事项

1. 如用溶液调敷药物时，需随调随用，以免有效成分蒸发。

2. 敷药后注意固定，以免活动时药物脱落。

3. 敷贴药物时注意局部防水，以及观察敷贴处皮肤的情况。如果出现红肿、水疱、瘙痒难耐等现象，应立即取下敷贴的药物，对症处理。如出现全身过敏症

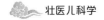

状，应该及时前往医院就诊。

4. 对于刺激性较强的药物，敷贴时间不宜过长，面积不宜过大，以免引起药物中毒。

第六节　食疗

针对小儿，壮医除了用药物、外治等方法来预防及治疗疾病，还提倡从饮食方面来预防疾病。壮医补虚多用血肉有情之品，即将具有营养保健和防病治病作用的食物性壮药与血肉有情之品结合起来。小儿多气血不足，营养物质通过谷道的吸收与分解，可使体内天、地、人三气同步，达到补虚、解毒的作用。小儿谷道尚未发育完善，功能较弱，通过食疗可逐渐达到预防及治疗疾病的目的。

各病食疗方举例如下：

1. 小儿感冒：①葱白头 3～7 个，生姜 3～5 片。浓煎后加糖适量，热服取汗。②一点红 15 克，甘蔗（煨，切碎）60 克。水煎服，每日 1 剂。③刺芫荽 15克，葱头 3 个，生姜 3 片。共捣烂，热粥送服。

2. 小儿咳嗽：①马蹄汁、梨汁、鲜芦根汁、麦冬汁、藕汁各适量。混合后服用，每次适量，日服 3 次。②鱼腥草粉 3 克，红鲤鱼（约 200 克，去内脏）1条。将鱼腥草粉纳入红鲤鱼肚中，加米醋少许煮食，每日 1 剂。③罗汉果 20 克，猪肺 100 克。炖服。

3. 小儿哮喘：①乳汁藤、瘦猪肉各 30 克。蒸服，每日 1 剂。②水蒲瓢 10克。配瘦猪肉适量炖服，每日 1 剂。③鲜柚子皮、瘦猪肉各 50 克。水煎五更时服，每日 1 剂。

4. 小儿消化不良：①刺芫荽 15 克。水煎服。②鲜余甘子 5～10 个或盐渍余甘子 5～8 个。嚼食。③饭锅巴 1 块，如掌大。焙焦，煎汤送服。④鸡胃（带皮）1 个。洗净，煮粥服，每日 1 次。

5. 小儿胃痛：①生姜、陈皮、红糖各适量，少许花椒或胡椒。水煎趁热服，每日 1 剂。治疗寒毒侵袭腹痛。②槟榔仁或南瓜子仁适量。加米醋适量，浸泡半个小时后吃槟榔仁或南瓜子仁。治疗虫积胃痛。③鲜红苋菜 50 克，鲜紫苏 20

克。切碎蒸瘦肉适量，每日 1 剂，分 2～3 次服。治疗虚症胃痛。

6. 小儿腹泻：①番石榴叶 10 克，炒米 50 克。煮粥服，每日 2 次。②热痢嫩黄瓜适量。切片，加蜂蜜拌腌，随量吃。

7. 小儿疳积：①一包针全草 50 克。切碎蒸猪肝或瘦肉适量服，每日 1 剂。②扁桃叶 20 克，瘦肉 50 克。蒸服。③豇豆根适量。晒干研末，每次用 10 克粉末蒸鸡蛋或瘦肉吃。

8. 小儿遗尿：①生龙骨 30 克，鸡蛋 2 个。水煎取汁，煮鸡蛋服用，每晚 1 次，连服 3～6 晚。②金樱子 30 克，猪小肚 1 个，冰糖 3 克。炖服，每日 1 剂。③沙虫适量炒黄，白米 50 克。煮粥吃，每日 1 剂。④茼蒿菜适量，塘角鱼 1 条。同煮，油盐调味服。

9. 小儿盗汗：①泥鳅 150～200 克。用热水洗净黏液，去内脏，油煎至焦黄，加水 1 碗半，煮至半碗，服汤（可加少许盐），每日 1 次，连服 3 日。②炙甘草 9 克，瘦猪肉 60 克。蒸服，每日 1～2 剂。

10. 小儿营养不良：①活蛤蚧（养殖）1 只，瘦猪肉 50 克。将蛤蚧去头和内脏，瘦猪肉切碎，加适量水煮熟，吃肉喝汤，分 1～2 次吃完，每日 1 剂，连服 5～10 日。②黄花倒水莲、野峨眉豆根、虎杖各 20 克，配猪肉或鸡蛋适量。水煎服，每日 1 剂。③千斤拔、淮山、饿蚂蟥、铁苋菜各 30 克。共研末，每次 6～9 克，白糖水冲服或蒸猪肉服，每日 1 次。④桐木寄生、葱各适量。炒干研末蒸猪肝服，每日 1 剂。⑤惠阳草 3 克，猪肉适量。共蒸服，每日 1 剂。⑥土人参 30 克。炖鸡服。

11. 小儿黄疸：苋菜、鲫鱼适量。煮作菜食，连食数日。

12. 小儿心烦口渴潮热：枸杞根或茎叶适量。水煎代茶饮。

中编 壮医儿科病症

第一章 小儿常见病

第一节 小儿感冒

【病名】

壮医病名：勒爷得凉（壮文：Lwgnyez dwgliengz）

西医病名：小儿急性上呼吸道感染、小儿流行性感冒

【概述】

感冒是小儿最常见的疾病，是指小儿因感受邪毒，邪毒从口鼻而入，侵犯气道，使气道阻滞或功能失调，"咪钵"（壮语谐音，意为"肺"）调节和化生功能失职，出现以鼻塞、流涕、喷嚏、头痛、恶寒、发热、全身不适、脉浮等为主症的常见外感疾病。按病变部位属壮医学气道病范畴，按病理性质属壮医学痧病范畴。一年四季均可发病，冬、春季发病率较高。

【病因病机】

小儿感冒的病因有外因和内因两大类。

1. 外因：气候突变，冷热失常，风毒之邪或时行疫毒侵袭人体肌肤；或者邪从口鼻而入，阻滞气道，致使气道不通，导致天、地、人三气不能同步而发病。

2. 内因：禀赋不足，喂养不当，久病体虚，寒热不能自调，易感受风毒之邪，气道受阻不通，三气不能同步而发病。

【诊断】

1. 主症：鼻塞、流涕、咳嗽、头痛、身痛、发热、怕冷。

2. 兼症：汗出、喷嚏、吐痰、咽痛口干，或身重困倦、呕吐、腹泻、心烦口渴、小便黄少、头晕眼花、困倦无力，或肚子胀满、不思乳食、呕吐酸腐、口气秽臭、大便酸臭，或惊悸啼叫、睡卧不宁。

【辨病性】

1. 病性为毒：主症为鼻塞、流涕、咳嗽、头痛、身痛、发热等。风毒者，汗出恶风；寒毒者，恶寒无汗，鼻流清涕，或手足不温，呕吐腹泻；热毒者，高热恶寒，咽喉红肿，尿赤便结；痧毒者，倦怠乏力，胸背部可见透发痧点；瘴毒者，可见间歇性发冷、高热、汗出。

2. 病性为毒虚夹杂：以鼻塞、喷嚏、咳嗽为主，伴面色㿠白、瘦弱乏力、汗出畏寒等症状，可反复发病。

【治疗】

1. 治疗原则。

毒者，祛邪毒，通气道；毒虚夹杂者，祛毒补虚，调气。

2. 治疗方法。

（1）内治法。

祛毒

常用药物为山芝麻、葫芦茶、九节茶、紫苏、生姜、葱、黄皮叶、三叉苦、贯众、鹅不食草等，可酌情根据当地药源选用。

①生姜 3 片，葱白 2 根，紫苏 20 克。水煎服，每日 1 剂，分 2～3 次服。

②鹅不食草 10 克。水煎服，每日 1 剂，分 2～3 次服。

③三叉苦、葫芦茶各 10 克。水煎服，每日 1 剂，分 2～3 次服。

④三姐妹、山芝麻各 10 克，土常山 5 克。水煎服，每日 1 剂，分 2～3 次服。

⑤山芝麻、古羊藤各 10 克，两面针、枇杷叶、青蒿各 3 克，甘草 2 克。水煎服，每日 1 剂，分 2～3 次服。

⑥鬼针一点甘蔗汤：鬼针草、一点红各 15 克，甘蔗 200 克。水煎服，每日 1 剂。

⑦黄皮公根冰糖汤：山芝麻 15 克，黄皮叶、雷公根、冰糖草各 10 克，甘草

6 克。水煎服，每日 1 剂，分 2～3 次服。

⑧山芝枇杷大鱼百草汤：鱼腥草 20 克，山芝麻、枇杷叶各 15 克，大叶桉 10 克，百部 9 克，甘草 6 克。水煎服，每日 1 剂，分 2～3 次服。

⑨玉叶板蓝贯众汤：玉叶金花、板蓝根各 15 克，贯众 10 克。水煎服，每日 1 剂，分 2～3 次服。

祛毒补虚

①葱白头 3～7 个，生姜 3～5 片。浓煎后加糖适量，热服取汗。

②一点红 15 克，甘蔗（煨，切碎）60 克。水煎服，每日 1 剂，分 2～3 次服。

③刺苋荽 15 克，葱头 3 个，生姜 3 片。共捣烂，热粥送服。

（2）外治法。

药浴疗法

①马鞭草、桃叶、鸡矢藤各适量。水煎洗澡，每日 1 次。

②伤风寒毒者，用葱白头 3～7 个，生姜 3～5 片。水煎洗澡，取微汗。

③伤风热毒者，用葱白头 3～7 个，薄荷 15 克。水煎洗澡，取微汗。

滚蛋疗法

鸡矢藤、大柑叶、葱白、艾叶各 20 克，生姜 30 克。捣烂后水煎煮，与鸡蛋同煮熟后去蛋黄，放入 5～10 克银器，用纱布包好，药液保温备用。将纱布包好的温热风蛋从四末循肺经，再从前额由里向外滚动至太阳穴，以鼓动经气，再沿太阳经及督脉、背八穴，进行循经推拿，以鼓舞阳气，驱邪外出。操作时室温一般保持在 28～32℃。每日烫熨 1～2 次，每次 20～30 分钟。在使用滚蛋疗法后迅速用毛巾擦干躯体，烫熨后注意保暖，并嘱患儿适量进食，忌吃生冷之品。

药线点灸疗法

取攒竹穴、头维穴、曲池穴、合谷穴、风池穴、风门穴、肺俞穴、足三里穴等穴位，每穴点灸 3 壮，每日 1 次。

针刺疗法

治伤风寒毒者，取风府穴、风池穴、风门穴、外关穴及项棱穴、颈龙脊穴等穴位；治伤风热毒者，取风池穴、合谷穴、外关穴、尺泽穴等穴位。

火罐闪罐法

在患儿大椎穴、风门穴、肺俞穴等穴位闪罐至背部微红，出痧即可。

第二节　小儿咳嗽

【病名】

壮医病名：勒爷奔唉（壮文：Lwgnyez baenzae）

西医病名：小儿气管炎、小儿支气管炎

【概述】

小儿咳嗽是指由于外邪侵袭，脏腑功能失调，小儿气道受阻，气道不通，气逆而上的一种疾病。该病临床上以咳嗽为主要症状，一年四季均可发病，秋、冬季发病率较高。

【病因病机】

小儿咳嗽主要是由于风毒之邪或时行疫毒乘虚从口鼻而入侵犯人体，阻滞于气道，气道不通畅或功能失调，"咪钵"调节和宣发功能失职，阻滞三道两路，气血失衡，气逆而上而发为本病。

【诊断】

1. 主症：咳嗽频作，痰白稀薄；或咳嗽不爽，痰黄黏稠；或咳嗽阵作，痰稠难咯；或咳嗽痰壅，色白而稀；或咳而无力，痰白清稀；或干咳，无痰或少痰难咯。

2. 兼症：发冷无汗，或发热头痛，鼻塞流涕，喉痒声重，全身酸痛；或口苦咽干，发热口渴，面目红赤，小便短赤，大便干结，烦躁不宁；或胸胁胀满，不思饮食，神色疲劳，周身无力；或脸色苍白，气短懒言，语声低微，恶寒喜暖，体弱多汗；或口渴咽干，喉痒声嘶，手足心热，午后发热。

【辨病性】

1. 病性为毒：咳嗽频作，痰白稀薄；或咳嗽不爽，痰黄黏稠；或咳嗽阵作，痰稠难咯；或咳嗽痰壅，色白而稀。

2. 病性为虚：气虚咳嗽者，咳而无力、痰白清稀，或干咳无痰，或少痰难咯，或神色疲劳、周身无力、脸色苍白，或气短懒言、语声低微、喜温怕冷、体弱多汗；阴虚咳嗽者，口渴咽干、喉痒声嘶、手足心热、午后发热。

【治疗】

1. 治疗原则。

毒者，祛毒化痰，通气止咳；虚者，调气补虚，止咳。

2. 治疗方法。

（1）内治法。

祛毒

常用药物为金银花、野菊花、蒲公英、山芝麻、多麻根、鱼腥草、枇杷叶、吉祥草、淡竹叶、金果榄、九节风等，可酌情根据当地药源使用。

①金果榄 2~3 克。水煎服，每日 1 剂，分 3 次服。

②金银花、野菊花、鱼腥草、枇杷叶各 10 克，蜂蜜 5 克。水煎服，每日 1 剂，分 3 次服。

③多麻根、土甘草各 10 克，甘蔗 500 克。水煎服，每日 1 剂，分 3 次服。

④龙眼树叶 15 克，生葱、山芝麻各 30 克。水煎服，每日 1 剂，分 3 次服。

⑤鸡内金（炒黄）10 克，川贝 6 克。共研细末，混匀，分成 9 包，每包分 2 次用米汤水送服。

⑥六月雪、旱莲草各 6 克。水煎服，每日 1 剂，分 3 次服。

⑦功劳百部枇甘汤：鲜百部 5 000 克，鲜十大功劳茎 2 500 克，鲜枇杷叶（去毛）1 500 克，鲜甘草 750 克。上诸药加水 20 000 毫升，煎至 10 000 毫升，过滤，加适量黄糖再煎沸，取出冷却后装入干净瓶子中备用，每次 10~20 毫升，每日服 3 次。或按比例酌减用量，水煎服，每日 1 剂，分 3 次服。

⑧杧果叶化痰汤：杧果叶 15 克，榕树叶、桔梗各 10 克，甘草 3 克。水煎服，每日 1 剂，分 3 次服。

⑨鱼腥草、磨盘根、十大功劳、一点红各 15 克，石仙桃、百部、多麻根、枇杷叶（去毛）、土甘草各 10 克。水煎服，每日 1 剂，分 3 次服。

补虚

气虚咳嗽者，适用以下方药：

①惊风草、猪骨各适量。炖服，每日 1 剂。

②鱼腥草粉 3 克，红鲤鱼（约 200 克重，去内脏）1 条。将鱼腥草粉纳入红鲤鱼肚中，加米醋少许煮食，每日 1 剂。

阴虚咳嗽者，适用以下方药：

①五汁汤：荸荠汁、梨汁、鲜芦根汁、麦冬汁、藕汁各适量。凉服，或煮温后服，每次适量，日服 3 次。

②双果润钵饮：龙珠果、枇杷叶、罗汉果各 10 克，桑叶 5 克。水煎代茶饮。

③铁包功劳穿破汤：十大功劳 20 克，穿破石、铁包金、沙参、百部、女贞子、石油菜各 10 克，甘草 6 克。水煎服，每日 1 剂。

④罗汉果 20 克，猪肺 100 克。炖服。

⑤鲜铁皮石斛 10 克。水煎服或适量榨汁饮，每日 1 剂。

（2）外治法。

敷贴疗法

敷背散：大黄 4 份，芒硝 1 份。打粉混匀与独头红皮蒜 4 份捣烂，敷于背部肩胛间区脊柱两旁。每次 10～30 分钟，每日 1～2 次，连用 3～5 日。

针刺疗法

取天突穴、曲池穴、内关穴、丰隆穴等穴位，或肺俞穴、尺泽穴、太白穴、太冲穴等穴位。两组穴位交替使用，10～15 次为 1 个疗程，一般用中刺激。

药线点灸疗法

取下迎香穴、鼻通穴、背八穴、攒竹穴、水突穴、合谷穴、风门穴、定喘穴、尺泽穴、肺俞穴、足三里穴、中府穴等穴位。第 1 日点灸 2 次，间隔 10～20 分钟，以后每日点灸 1 次。

第三节　小儿肺炎喘嗽

【病名】

壮医病名：勒爷参唉（壮文：Lwgnyez cuenjae）

西医病名：小儿支气管肺炎

【概述】

小儿肺炎喘嗽是指由外感风毒之邪，引起小儿气道闭阻、气逆而上引，以发热、咳嗽气喘、鼻煽为主症的一种疾病，以婴幼儿多见。一年四季均可发病，冬、春季发病率较高。

肺炎喘嗽是儿科常见病，一般发病急，来势凶猛，易出现变证。年龄幼小、体质较差的患儿病情容易反复，迁延难愈，故加强对本病的防治很重要。

【病因病机】

肺炎喘嗽是由于风毒之邪或时行疫毒乘虚从口鼻侵犯人体，阻滞于气道，使气道不通畅或功能失调，"咪钵"调节和宣发功能失职，阻滞三道两路，痰气交阻而发为本病。

【诊断】

1. 主症：咳嗽不畅而气喘，痰白而稀；或咳嗽痰浓，气喘；或喉鸣痰壅，气喘憋闷，呼吸困难，鼻翼翕动，甚则两胁抽动，胸高抬肩，摇身撷肚；或呼吸浅促微弱或间隙叹息。

2. 兼症：发冷，无汗，不渴；或发热有汗，口渴，咽红，脸红唇红；或高热烦躁，大便干结，小便短赤；或低热多汗，脸唇樱红或嫩红，干咳痰少；或四肢欠温，咳嗽无力，脸色苍白，消瘦神倦，不思饮食，大便溏烂；或脸色苍白，口唇青紫，呼吸浅促，四肢欠温，虚烦不安，甚则高热神昏，烦躁，胡言乱语，四肢抽筋，口闭不张，颈项强直，两眼上视。

【辨病性】

1. 病性为毒：咳嗽不畅而气喘，痰白而稀；或咳嗽痰浓，气喘；或喉鸣痰壅，气喘憋闷，呼吸困难，鼻翼翕动，甚则两胁抽动，胸高抬肩，摇身撷肚。

2. 病性为虚：呼吸浅促微弱或间隙叹息；四肢欠温，咳嗽无力，脸色苍白，消瘦神倦，不思饮食，大便溏烂；或脸色苍白，口唇青紫，呼吸浅促，四肢欠温，虚烦不安。

【治疗】

1. 治疗原则。

毒者，解毒化痰，通气平喘；虚者，调气补虚，化痰通气。

2. 治疗方法。

（1）内治法。

祛毒

常用药物为板蓝根、金银花、木黄连、穿心莲、百部、枇杷叶、马鞭草、淡竹叶、七叶一枝花、白花蛇舌草、鱼腥草、多麻根、土甘草等。以上诸药任选3～5种水煎服。

①穿心莲、天门冬各10克，鱼腥草20克，白花蛇舌草、雷公根各30克。

水煎服，每日1剂，分3次服。

②鱼腥草20克，桑白皮、茅根、金银花、板蓝根各10克，七叶一枝花5克。水煎服，每日1剂，分3次服。

③桑白皮、百部、一点红各10克，鱼腥草1克。水煎服，每日1剂，分3次服。

④鱼腥草50克，生石膏30克。水煎服，每日1剂，分3次服。

补虚

①小叶田基黄10克，鱼腥草6克。水煎，调蜂蜜适量服，每日1剂，分3次服。

②杧果叶15克，太子参、麦冬、炒苏子、枇杷叶、鱼腥草各10克，甘草5克。水煎服，每日1剂，分3次服。

（2）外治法。

敷贴疗法

①白芥子末、面粉各30克。用水调和，用纱布包后敷贴背部，每日1次，每次约15分钟，出现皮肤发红为止，连敷3日。

②敷背散：大黄4份，芒硝1份。打粉混匀与独头红皮蒜4份捣烂，敷贴于背部肩胛间区脊柱两旁。每次10～30分钟，每日1～2次，连用3～5日。

针刺疗法

①针刺定喘穴、丰隆穴、平喘穴、肺俞穴、膻中穴等穴位。每日1次。

②神门穴位埋针。每日2～3次，每次10分钟。

药线点灸疗法

①药线点灸风门穴、肺俞穴、天突穴、足三里穴等穴位。每日1次。

②药线点灸肺俞穴、定喘穴、气户穴、天突穴及背八穴。第1日灸2次，以后每日1次，至愈。

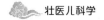

第四节　小儿哮喘

【病名】

壮医病名：勒爷黑参（壮文：Lwgnyez haeqcuenj）

西医病名：小儿支气管哮喘

【概述】

小儿哮喘是以阵发性的哮鸣气喘、呼气延长为特征的一种疾病。哮指声响，喘指气息。哮喘是小儿时期的常见病，四季均可发病，好发于春、秋两季，常反复发作，素有遗传因素或为过敏体质者，遇上气候骤变、寒温失常更容易发作。

【病因病机】

小儿哮喘的病因有外因和内因两大类，其主要机理如下：

1. 外因：毒邪侵袭，或接触某些致敏物质，如花粉、绒毛、烟尘、鱼虾、油漆、螨虫等，或喜食生冷、过咸、过酸、过辣之物，引动伏痰，气逆上冲。

2. 内因：素体虚弱，痰湿内盛，阻于气道，气逆上冲。

【诊断】

1. 主症：气喘，喉间有哮鸣声，甚则张口抬肩，端坐喘息。

2. 兼症：寒喘者，咳嗽，痰多白沫，发冷无汗，脸色晦暗，四肢不温，口不渴或渴喜热饮；热喘者，发热脸红，胸膈满闷，渴喜冷饮，小便黄，大便干结；虚喘者，脸色青灰，神色疲劳，四肢发冷，头汗涔涔，张口抬肩，端坐呼吸，小便清长，或脚软无力，语声低微，动辄心慌气喘。

【辨病性】

1. 病性为毒：咳嗽，痰多白沫，发冷无汗，脸色晦暗，四肢不温，口不渴或渴喜热饮；或发热脸红，胸膈满闷，渴喜冷饮，小便黄，大便干结。

2. 病性为虚：脸色青灰，神色疲劳，四肢发冷，头汗涔涔，张口抬肩，端坐呼吸，小便清长；或脚软无力，语声低微，动辄心慌气喘。

【治疗】

1. 治疗原则。

发作期，解毒祛痰，定喘；缓解期，调气补虚，扶正。

2. 治疗方法。

（1）内治法。

祛毒

寒喘者，适用以下方药：

①寒证哮喘方：射干 10 克，蚯蚓、土甘草、枇杷叶（去毛）各 15 克，麻黄、陈皮各 6 克，生姜 3 片。水煎服，每日 1 剂，分 3 次服。

②不出林治哮汤：不出林 30 克，三姐妹、鱼腥草各 20 克，功劳木 10 克。水煎服，每日 1 剂，分 3 次服。

③皂荚 15 克，刺肉 30 克。皂荚烘焦，去皮、仁、筋、膜，研末，刺肉捣成膏，和入皂荚为丸，每日 1 剂，分 2 次服，每次 6 克。

④半夏 12 克，皂荚 3 克，甘草 6 克，生姜 10 克。水煎服，每日 1 剂，分 3 次服，哮症缓解后即停服。

热喘者，适用以下方药：

①热证哮喘方：木黄连 20 克，鱼腥草、枇杷叶各 15 克，百部、地龙、不出林各 10 克，麻黄 6 克。水煎服，每日 1 剂，分 3 次服。

②金银花、杏仁、半枝莲、田基黄、桑白皮、枇杷叶（去毛）各 10 克。水煎服，每日 1 剂，分 3 次服。

③鱼腥草、生石膏各 60 克。水煎服，每日 1 剂，分 3 次服。（注：此方中的生石膏为重剂，必须徐徐温饮，每次 50 毫升，每 30 分钟服 1 次。避免药力直达下焦，引起腹泻。）

祛毒补虚

①五指牛奶、矮地茶、夏枯草各 12 克，映山红、金香炉各 9 克。水煎，冲冰糖水服，每日 1 剂。

②小爬丛刺、牛大力、臭牡丹根、猪肺各 30 克，柠檬叶适量。水煎，加食盐调味服，每日 1 剂。

补虚

①乳汁藤、瘦猪肉各 30 克。蒸服，每日 1 剂。

②鲜大肚柚皮、瘦猪肉各 50 克。水煎，五更时服，每日 1 剂。

③水蒲瓢 10 克，瘦猪肉适量。炖服，每日 1 剂。

④三姐妹、盐肤木、鱼腥草、不出林、枇杷叶各 10 克，蛤蚧（养殖）7 克，

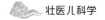

乌柏仁 6 克。水煎服，每日 1 剂，分 3 次服。

（2）外治法。

佩药疗法

生石膏 15 克，苏子、款冬花、杏仁各 10 克，葶苈子 8 克，麻黄 6 克，甘草 5 克。共研成细末，制成药兜，佩戴于脐腹部，10 日换 1 次药。

针刺疗法

耳针喘点、内分泌穴、平喘穴；发作时针刺定喘穴、解喘穴、天突穴、大杼穴等穴位，每日 1 次。

推拿疗法

依次横推胸腹部（以华盖穴、膻中穴为重点）、腰背部（自上而下，以肺俞穴、膈俞穴、命门穴为重点）、脊柱及其两旁。哮喘缓解期，每 1～2 日 1 次，10 次为 1 个疗程。

敷贴疗法

平喘咳外敷散：白芥子、五倍子、延胡索各 12 千克，细辛 8 千克，皂荚、甘遂各 4 千克，冰片 0.2 千克。上诸药共研细末成 100 目，用适量生姜汁调均匀后，敷贴大椎穴、肺俞穴、膻中穴等穴位。分别于每年三伏天和三九天行穴位敷贴，连续敷贴 3～5 年为佳。

第五节　积滞

【病名】

壮医病名：勒爷病卟哏（壮文：Lwgnyez binghmboujgwn）

西医病名：小儿消化不良

【概述】

积滞是指由各种原因引起的小儿谷道虚弱、功能失调或调节化生枢纽功能失职，临床以小儿长期食欲不振，甚至厌食、拒食为主症的一种疾病。此病以小儿不思饮食、食而不化为主要表现，按病变部位属壮医学谷道病范畴，是临床常见的小儿谷道病证。一年四季均可发病。发病年龄不一，以 1～6 岁的小儿为多见。

【病因病机】

积滞多由喂养不当、饮食失调导致小儿谷道功能失常所致。其病因不外乎外感与内伤两方面,其主要发病机理如下:

1. 外感:多在夏季暑湿当令之时失之顾护,暑邪、湿毒乘虚从口鼻侵入谷道,滞留于谷道的"咪胴"(壮语谐音,意为"胃")、"咪虽"(壮语谐音,意为"肠")。谷道本以通为用、以降为顺,今毒邪阻滞,通降不得,久则谷道的调节和化生枢纽脏腑"咪叠"(壮语谐音,意为"肝")、"咪背"(壮语谐音,意为"胆")、"咪曼"(壮语谐音,意为"胰")功能失职,谷道积滞,发为本病。

2. 内伤:多由于喂养不当,饮食不节,嗜食肥甘厚味或甜食,使"咪胴"水谷失运,"咪虽"浊气排泄不畅,积滞瘀阻于谷道,使谷道不畅,功能失调;或先天不足,多病久病,病后体虚等,使龙路、火路气血不充,谷道失养而功能低下,运化水谷功能不足,发为本病。

【诊断】

1. 主症:不欲吮乳或不纳食,腹部胀满,呕吐酸腐或夹食物残渣。

2. 兼症:烦躁不安,哭闹,一侧或两侧腮红,脸色青黄,大便臭秽;或脸色蜡黄,困倦无力,腹痛喜按,大便溏薄,夜卧不安,形体消瘦,体质偏差。

【辨病性】

1. 病性为虚:脸色蜡黄,困倦无力,腹痛喜按,大便溏薄,夜卧不安。

2. 病性为毒虚夹杂:腹部胀满,呕吐酸腐或夹食物残渣,烦躁不安,哭闹,一侧或两侧腮红,脸色青黄,大便臭秽。

【治疗】

1. 治疗原则。

祛邪毒,通谷道,调气补虚。

2. 治疗方法。

(1) 内治法。

常用药物为独脚金、旱莲草、山楂、麦芽、鸡内金、野荞麦根、叶下珠等,可酌情根据当地药源选用。

①山楂、麦芽各 15 克。水煎服,每日 1 剂,分 3 次服。

②独脚金、葫芦茶、叶下珠各 10 克,使君子 6 克。水煎服,每日 1 剂,分 3 次服。

③鲜穿心莲 10 克。捣烂和开水调匀取其汁，分 3 次服。

④凤尾草、火炭母、番石榴嫩叶、叶下珠、车前划、十大功劳各 10 克。水煎服，每日 1 剂，分 3 次服。

⑤凤尾草、番石榴叶各 10 克。水煎服，每日 1 剂，分 3 次服，连服 2～3 日。

⑥白术、鸡内金、陈皮各 30 克。上药共研粉，冲开水服，每日 1～3 次。

（2）外治法。

针挑疗法

针挑四缝穴，壮医称"挑疳"，能增进食欲。

捏脊疗法

脊就是督脉、阳脉，主一身之阳气。捏脊可提高小儿抗病能力，促进食欲。每日 1～2 次，每次 5 分钟。

药线点灸疗法

取谷线穴、上脘穴、中脘穴、下脘穴、足三里穴、脾俞穴、胃俞穴、肝俞穴、合谷穴、四缝穴等穴位。每日 1 次，每次点灸 3 壮，均用补法，5 日为 1 个疗程。

敷贴疗法

①肉桂粉适量。调水敷贴肚脐，每日 1 次。

②白胡椒、陈皮、茶辣各 10 克。共研成粉，每次用 1～2 克，用粥调成糊状敷脐部，一般敷 1～2 次即可。

佩药疗法

五谷虫、使君子、胡黄连、麦芽、神曲、党参、苍术、炒鸡内金、槟榔、莪术、陈皮、砂仁、白蔻仁各 6 克，冰片 3 克。共研成细末，制成药兜，佩戴于胃脘部，15 日换 1 次药。

第六节　小儿泄泻

【病名】

壮医病名：勒爷屙泻（壮文：Lwgnyez oksiq）

西医病名：小儿急性肠炎、小儿腹泻

【概述】

小儿泄泻是指小儿外感邪毒或内伤谷道，谷道功能紊乱，临床以小儿大便次数增多、粪便稀烂或如水样兼夹未消化食物残渣为主症的一种疾病。按病变部位分类，此病属于谷道病范畴，是临床常见的小儿谷道病证。一年四季均可发生，夏、秋季发病率较高，常见于2岁以下幼儿。

【病因病机】

小儿泄泻的病因分为外感和内伤两种，以内伤多见，其病机多与谷道虚损或谷道功能失调有关。

1. 外感：常为季节时令之毒。如冬春多见寒毒入侵谷道；夏日则为暑热之毒侵入谷道；夏末初秋湿毒当令，加之饮食不节，恶热贪凉，暑湿乘虚从口鼻而入，直达谷道"咪胴""咪虽"，阻滞谷道，使谷道功能失职，引发此病。

2. 内伤：主要是饮食内伤，水谷滞于谷道，使谷道失调；或素体虚弱，气血不足，使谷道功能低下，其调节和化生的枢纽脏腑——"咪叠""咪背""咪曼"功能失职，运化水谷能力降低，水谷不化，下泄而成小儿泄泻。

【诊断】

1. 主症：大便次数增多，便下清稀多沫，色淡，臭气轻；或大便腐臭，如败卵，泻后痛减；或大便如水样，完谷不化，色绿或黄，可有少许黏液；或时泻时止或久泻不愈，大便稀或水谷不化，杂有白色乳块或食物残渣，每于食后泄泻。

2. 兼症：肚胀腹痛，哭闹，口臭，不思饮食，呕吐；或肠鸣腹痛，发热，鼻塞，流清涕，轻咳；或肛门灼热发红，小便黄；或脸色苍白，睡眼露睛，四肢冰冷，形体消瘦，精神不振。

【辨病性】

1. 病性为毒：泻下急迫，腹胀或腹痛拒按，大便腐臭如败卵，泻后痛减。

2. 病性为虚：泄泻日久，泻下缓慢，腹胀喜按，食后作泻，睡眼露睛，四肢冰冷，精神不振。

【治疗】

1. 治疗原则。

毒者，祛毒消食，调理谷道；虚者，调气补虚止泻。

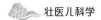

2. 治疗方法。

（1）内治法。

常用药物为凤尾草、叶下珠、火炭母、十大功劳、刺苋菜、银苋、大飞扬草、马齿苋、仙鹤草、番石榴树皮或嫩叶、穿心莲、金银花等，可酌情根据当地药源使用。

①凤尾草、仙鹤草各 10 克。水煎服，每日 1 剂，分 3 次服。

②凤尾炭母汤：火炭母 20 克，凤尾草 15 克。水煎服，每日 1 剂，分 3 次服。

③小儿止泻汤：大飞扬 15 克，茯苓、鸡内金各 10 克，车前草 5 克。水煎服，每日 1 剂，分 3 次服。

④金娘凤尾功劳汤：桃金娘根 20 克，凤尾草、十大功劳各 15 克。水煎服，每日 1 剂，分 3 次服。

⑤二苋汤：鲜刺苋菜、鲜马齿苋各 20 克。水煎服，每日 1 剂，分 3 次服。

⑥大飞扬、马齿苋各 20 克。水煎服，每日 1 剂，分 3 次服。

⑦山楂炭 50 克，陈皮 4 克。研末加适量白糖调匀，分 3 次服。

⑧石榴皮 9 克。水煎加适量红糖服，每日 1 剂。

⑨番石榴嫩叶 10 克，炒米 50 克。煮粥服，每日 2 次。

⑩小儿固肠汤：煅牡蛎 15 克，山药 10 克，金樱子、焦山楂各 5 克，小茴香 3 克。水煎服，每日 1 剂，分 3 次服。

（2）外治法。

敷贴疗法

①马鞭草、石榴叶、黄荆树叶、葱头各适量。以上诸药均为鲜品，共捣烂，调酒敷肚脐。

②肉桂、苍术各 3 克，黄连、吴茱萸、木香各 2 克。研末混匀，加米醋适量调成膏状，敷贴脐部，2 小时换 1 次药，每日 2 次。

③白胡椒、砂仁、吴茱萸各 5 克。将上药共研粉装瓶备用，每次用 2～3 克药粉，用粥调均匀敷在脐上，外用伤湿止痛膏固定，再用艾火温灸 10 分钟，每日 2～3 次，2～3 日为 1 个疗程。

热熨疗法

①香附、附子适量。共捣烂，以醋炒热敷肚脐。

②葱头 3 个，酒饼半个，车前草 3 根。共捣成饼，煨热敷肚脐。

③吴茱萸5克，热米饭60克。混匀用纱布包好，趁热敷在肚脐上，若饭冷可蒸热后再敷，每日换1次药。同时配合灯芯草阴灸天枢穴、大肠俞穴、长强穴、足三里穴和内关穴等穴位。

药浴疗法

①鬼针草30克。煎汤温浸双足，每日1次，连用3日。

②地胆草、金银花、生姜各适量。煎水洗澡。

佩药疗法

苍术、木香、党参、诃子、茯苓、神曲、炒山药、炒扁豆各6克，熟附子3克。共研成细末，制成药兜，佩戴于脐腹部，10日换1次药。

推拿疗法

从长强穴往上推至腰椎50次，揉丹田穴30次，或加灸神阙穴；或揉足三里穴10次，向上推七节50次，捏脊3～5遍，擦脊柱以发热为度，揉鱼尾30次。每日1次。

针刺疗法

针刺足三里穴、气海穴、天枢穴、阴陵泉穴等穴位，每日1次，并艾灸神阙穴10分钟。

药线点灸疗法

取谷线穴、四缝穴、梁丘穴、脐内环穴（肝、肾）、脐外环穴（肝、肾），每穴点灸3壮，均用补法，每日1次，5日为1个疗程。

第七节　疳证

【病名】

壮医病名：勒爷奔疳（壮文：Lwgnyez baenzgam）

西医病名：小儿营养不良、缺钙、缺锌等出现类似现象的疾病

【概述】

疳证是以小儿脸色蜡黄，身体消瘦，肚腹胀大，青筋暴露，或腹凹如舟，有时发热，心烦口渴，精神萎靡，头发稀疏，尿如米泔，食欲减退或嗜食异物为主症的一种病程较长的儿科慢性疾病。一年四季均可发病，多见于3岁左右的幼儿。

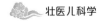

【病因病机】

疳证是由于乳食不节，喂养不当，大病久病或先天禀赋不足，导致"咪隆"（壮语谐音，意为"脾"）、"咪胴"受损，气液耗伤，气血生化乏源，脏腑肌肉失于濡养而发为本病。

【诊断】

1. 主症：脸色蜡黄或脸白无华，头大颈细，形体枯瘦，肚子胀大或腹凹如舟，毛发稀疏或发结如穗或发黄干枯，精神不振甚则萎靡，困倦喜卧，目无光彩，不思饮食，肚腹胀满，手足心热，唇干口渴，烦躁易怒，睡眼露睛，夜卧不宁，大便溏薄或干结或完谷不化，小便黄浊如米泔。

2. 兼症：目赤，迎风流泪，痛涩难睁，白膜遮睛，睛生云翳；或下肢足踝浮肿，重则延及脸部、眼睛及四肢，小便不利；或牙龈出血，时出时止，口唇色淡，皮肤出现瘀点或紫癜；或牙龈破溃流脓，口气腐臭，齿龈或口舌溃烂，小便黄少。

【辨病性】

1. 病性为毒：病程稍短，脘腹胀满拒按，伴烦躁易怒，夜卧不宁。

2. 病性为虚：病程长，脘腹胀满喜按，伴神倦乏力，形体消瘦。

【治疗】

1. 治疗原则。

祛毒补虚，调理谷道。

2. 治疗方法。

（1）内治法。

常用药物为独脚金、鸡内金、野荞麦根、旱莲草、葫芦茶、田基黄、鹅不食草、叶下珠等，根据病情及当地药源，选以上诸药1～3种水煎服。

①独脚金、葫芦茶、叶下珠各10克，使君子6克。水煎服，每日1剂，分3次服。

②一包针全草50克。切碎蒸猪肝或瘦猪肉适量服，每日1剂。

③化疳补虚汤：淮山15克，鸡矢藤、茯苓各10克，紫背金牛、鸡内金各5克，陈皮3克。水煎服，每日1剂，分3次服。

④土人参、神曲、麦芽、山楂各6克。水煎服，每日1剂，分3次服。

（2）外治法。

敷贴疗法

①鸡内金、白胡椒、陈皮、砂仁各 10 克。将上药研粉，用粥调成糊状做成小药饼敷在脐上，外用透气胶布固定。同时，用艾火灸 10 分钟，配合针挑四缝，效果更佳。

②臭茉莉 12 克，菊花叶 90 克，龙船花叶、红薯叶各 9 克。捣烂敷囟门，每次敷 4 小时。

③鲜痄积草 15 克，姜、葱各 30 克。捣烂，加入鸡蛋 1 个搅匀，外敷脚心，每次敷 3 小时，隔 3 日 1 次，1 个疗程 5～7 次。

④肉桂、苍术、木香各 2 克。研末混匀，加米醋适量调成膏状，贴敷脐部，每次敷 2 小时，1 日 2 次。

佩药疗法

黄芪、焦山楂、焦白术、砂仁各 10 克，炒鸡内金、皮硝各 6 克。共研成细末，加麝香 0.2 克，制成药兜，佩戴于脐部旁，10 日换药 1 次。

捏脊疗法

以两手背横压在长强穴部位，向大椎穴推进；同时以两手拇指与食指将皮肤肌肉捏起，交替向上，直至大椎。连续推捏 6 次，在推捏第 5～6 次时在腰部稍用力将肌肉提起，每次提 4～5 下；捏完后，再以两拇指从命门向肾俞穴左右推压 2～3 下，每日 1 次。

针刺疗法

①针刺中脘穴、气海穴、足三里穴等穴位，用中等刺激不留针，每日 1 次。5～7 次后，如效果不明显，再将以上各穴改为艾灸并配脾俞穴、胃俞穴、肾俞穴等穴位。

②针刺四缝：用三棱针刺两手四缝穴，进针 0.5～1 分，出针后挤出黄色液体，用消毒棉拭干，隔日 1 次。

药线点灸疗法

取大敦穴、二间穴，每日 1 次，10 日为 1 个疗程。

注：必要时结合现代医学检查，有肠道寄生虫卵者，给予驱虫治疗。

第八节　小儿虫病

【病名】

壮医病名：勒爷胴西咪暖（壮文：Lwgnyez dunghsaejmiznon）

西医病名：小儿肠道寄生虫病

【概述】

小儿虫病是指由饮食不洁引起的，以小儿脸色蜡黄、身体消瘦、食欲异常、脐周疼痛、时作时止、大便下虫或肛门瘙痒为主症的一种疾病。本病多与人们的卫生条件、生活习惯、健康意识等因素有关。

【病因病机】

小儿虫病是因小儿食用未洗净的生冷瓜果，饮用不洁之水，双手接触不洁之物，未洗手而摄取食物等，导致误食虫卵，滋生虫邪，使谷道受扰，功能异常，消耗营养，肌体失养而导致本病。

【诊断】

1. 主症：脸色蜡黄，身体消瘦，食欲异常，反复阵发性脐周疼痛或反复脐周隐痛，喜按，目诊白睛可见蓝斑，大便下虫或肛门瘙痒。

2. 兼症：有异常饮食嗜好，夜眠不安，磨牙，吮指，口流清涎，恶心或呕吐，呕吐清水或黄苦水，腹部有肿块，按之可移动。

【辨病性】

病性为毒：反复阵发性脐周疼痛或反复脐周隐痛，面黄肌瘦，时吐清涎。

【治疗】

1. 治疗原则。

驱除虫邪，调理谷道，调气止痛。

2. 治疗方法。

（1）内治法。

①小儿驱虫散：使君子（去壳）、南瓜子、苹婆各15克。研成极细粉末，用米汤调饮，晨起空腹一次服完。

②风车驱虫汤：风车子、乌梅各15克，山楂10克。水煎服，每日1剂，分

3 次服。

③土荆芥穗适量。研末，每次 6～9 克，开水送服，每日 1～2 次，连服 3 日。

④青矾 30 克，乌豆（炒熟）150 克。研末，炼蜜为丸，每次 15 克，姜汤送服，每日 2 次。

⑤榧子肉 9 克，乌梅、花椒各 6 克，老姜 4.5 克，白糖 3 克。水煎煮，空腹顿服，每日 1 剂，分 3 次服，连服 2 日。

⑥使君子肉 9 克，雷丸、芜荑、鹤虱各 6 克，川椒 1.5 克，雄黄 0.9 克。水煎煮，饭后服，每日 1 剂，分 3 次服，连服 2 日。

⑦黑丝瓜瓜子仁适量。儿童服 30 粒，空腹嚼服，每日 1 次，连服 2 日。

⑧炒使君子仁适量。小儿每岁 1～2 粒，最多不超过 15 粒，嚼服，连服 2～3 日。

（2）外治法。

①腹痛剧烈者，针刺天枢穴、中脘穴、足三里穴、内关穴、阳陵泉穴等穴位。

②蛔厥者，先针刺迎香穴，透四白穴、胆囊穴，后针刺内关穴、足三里穴、中脘穴、人中穴等穴位。

③蛔入阑尾者，针刺足三里穴、阑尾穴等穴位。

注：必要时结合现代医学进行检查和驱虫治疗。

第九节 小儿遗尿

【病名】

壮医病名：勒爷瀨幽（壮文：Lwgnyez laihnyouh）

西医病名：小儿小便自遗

【概述】

小儿遗尿是指由水道功能虚损或失调而导致的，临床以 5 周岁以上的小儿睡眠中经常小便自遗，醒后方觉为主症的一种疾病。按病变部位分类，此病属于壮医学水道病范畴，是临床常见的小儿水道疾病。遗尿有生理性、病理性之分。年龄超过 5 岁，特别是 5～10 岁的儿童，熟睡时不能自主控制排尿，经常遗尿，轻者数夜一次，重者一夜数次，则为病理状态，属于本病讨论的小儿遗尿。

西医学认为本病与遗传因素、泌尿功能发育不成熟，以及心理因素有关，一年四季均可发病。

【病因病机】

小儿遗尿多因小儿先天不足、早产导致水道功能虚损，或后天失养、素体虚弱等，导致气血虚衰，水道功能失调或虚损，水道的调节和化生枢纽脏腑——"咪腰"（壮语谐音，意为"肾"）、"咪小肚"（壮语谐音，意为"膀胱"）功能失调，使"咪小肚"的水液代谢排泄失常而发为本病。

【诊断】

1. 主症：睡中遗尿，量或多或少，一夜 1～2 次或更多，醒后方觉。

2. 兼症：面色苍白，智力迟钝，腰膝酸软，小便清长而频数，甚则四肢冰冷；或脸色苍白，精神不振，四肢无力，食欲不振，大便溏烂；或小便黄臊，性情急躁，夜间磨齿，面目红赤。

【辨病性】

1. 病性为毒：尿少色黄、臊臭异常，烦躁口干。

2. 病性为虚：夜尿多而清长，畏寒肢冷，神萎智弱；尿短而频，神疲气弱，容易汗出。

【治疗】

1. 治疗原则。

祛毒补虚，通水道，固尿。

2. 治疗方法。

（1）内治法。

祛毒

①车前草 15 克，白茅根 10 克。水煎服，每日 1 剂，分 3 次服。

②鲜排钱草、鲜酢浆草各 10 克。水煎服，每日 1 剂，分 3 次服。

补虚

①淮山止尿方：淮山、黄芪、茯苓各 10 克，五味子 5 克。水煎服，每日 1 剂，分 3 次服。

②金樱子止尿方：金樱子、千斤拔各 15 克，黄精 10 克，骨碎补、杜仲各 5 克，猪膀胱 1 副。水煎服，每日 1 剂，分 3 次服。

③鸡内金 20 克，猪小肚 1 个。共焙干研末，早晚各 5 克，温水送服，10 日

为1个疗程。

④生龙骨30克。水煎取汁，煮鸡蛋2个，喝汤吃蛋，每晚1次，连服3~6日。

⑤金樱子30克，猪小肚1个，冰糖3克。炖服，每日1剂。

⑥杜仲10克，鸡肉适量。炖服，每周2次。

⑦沙虫（炒黄）适量，白米50克。煮粥吃，每日1剂。

⑧淮山1 000克，猪骨适量。炖服，每周2次。

（2）外治法。

敷贴疗法

①丁香1~2粒。研末，以冷开水调敷脐部。

②五倍子、何首乌各6克。研末，用醋调敷于脐部，后以纱布覆盖，每晚1次，连用3~5次。

③胡椒、五倍子各适量。共研成粉，每次取2克水调成糊状填入脐中，用伤湿止痛膏固定，每日敷1次，3~7日为1个疗程。

药线点灸疗法

点灸水线穴、下脐行穴、发旋穴、脐外环穴（肝、肾）、气海穴、肾俞穴、下关元穴、阴陵泉穴、三阴交穴等穴位。每日1次，10日为1个疗程。

推拿疗法

每日下午揉丹田200次，摩腹20分钟，揉龟尾30次；较大的儿童可用擦法，横擦肾俞穴等，以发热为度。

针刺疗法

①针刺夜尿点（掌面远端小指关节横纹中点处），留针15分钟，隔日1次，7次为1个疗程。

②针刺百会穴、关元穴、中极穴、三阴交穴等穴位。针后加灸，每日下午1次。

③用耳针针刺肾、膀胱、尿道、皮质下、交感、肾上腺、神门等耳穴。

第十节　小儿夜啼

【病名】

壮医病名：勒爷降痕呲（壮文：Lwgnyez gyanghwnzdaej）

西医病名：无相关病名

【概述】

小儿夜啼是指小儿白天如常，入夜则啼哭不安，或每夜定时啼哭，甚则通宵达旦啼哭的一种疾病。临床以小儿夜晚啼哭，夜夜如此，甚则通宵达旦为特征，多见于新生儿及6个月以内的婴幼儿。

【病因病机】

小儿夜啼的病因病机主要有：

1. 素体虚弱，外感寒邪，侵袭谷道，气血不畅则腹痛而哭。

2. 嗜食辛香燥热之品，或服用温热药，热毒内蕴，积热上炎，灼伤阴液，致"咪隆"、"咪心头"（壮语谐音，意为"心"）失润，脏躁而哭。

3. 婴幼儿"巧坞"（壮语谐音，意为"脑"）发育不完善，神气不足，易受惊吓，目触异物，耳闻异声，夜间受惊而哭。

【诊断】

1. 主症：入夜则啼哭不安，或每夜定时啼哭，甚则通宵达旦。

2. 兼症：睡喜伏卧，屈腰而啼，四肢欠温，食少便溏，脸色青白，唇舌淡白；或睡喜仰卧，见灯火则啼哭愈甚，烦躁不安，小便黄少，大便难解，脸红唇红；或睡时惊悸，口唇及脸色乍青乍白，紧偎母怀。

【辨病性】

1. 病性为毒：睡喜仰卧，见灯火则啼哭愈甚，烦躁不安，小便黄少，大便难解，脸红唇红；或睡时惊悸，口唇及脸色乍青乍白，紧偎母怀。

2. 病性为虚：睡喜伏卧，屈腰而啼，四肢欠温，食少便溏，脸色青白，唇舌淡白。

【治疗】

1. 治疗原则。

祛邪毒，调气血，安"巧坞"。

2. 治疗方法。

（1）内治法。

祛毒

①淡竹叶 6 克，灯芯草、蝉蜕各 2 克。水煎服，每日 1 剂，分 3 次服。

②牛屎青根、麦冬、淡竹叶各 9 克。水煎服，每日 1 剂，分 3 次服。

③地桃花 15 克，山鸡米、钩藤各 10 克，古羊藤、蟑蜕各 3 克。水煎服，每日 1 剂，分 3 次服。

④节节花适量。水煎服，每日 1 剂，分 3 次服。

⑤蝉蜕末 1 克，薄荷适量。煎汤取汁送下，每日 1 剂，分 3 次服。

⑥鸡内金 15 克，蝉蜕 9 克。微火焙脆研成极细末，开水冲服，每次 1 克，每日 3 次。

⑦葛根 5 克。研成细末，开水冲泡，加入适量蜂蜜饮服，每日 1 剂，分 3 次服。

补虚

①小茴香 3 克，炒香附、乌药各 9 克。水煎服，每日 1 剂，分 3 次服。

②紫苏 3 克。水煎服，每日 1 剂，分 3 次服。

（2）外治法。

佩药疗法

天竺黄、川芎、双钩藤、朱砂各 6～9 克。以上诸药用布包好，制成香囊，挂于小儿胸前心尖部，啼哭停止即除去药。

热熨疗法

艾绒、葱各适量。煎汤洗腹部，再用艾绒烘热熨脐腹 10 余次。

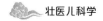

第十一节　小儿盗汗

【病名】

壮医病名：勒爷喔凉汗（壮文：Lwgnyez okliengzhanh）

西医病名：无相关病名

【概述】

小儿盗汗是指小儿睡中出汗，醒后即止的一种疾病。一年四季均可发病，2～6岁小儿多发。

【病因病机】

小儿盗汗多由先天或后天多种因素导致身体虚弱，腠理不固，开阖失司，水道功能失常，津液外泄而发病。

【诊断】

1. 主症：睡眠中汗出较多，尤以头、背部为主，醒后即止。

2. 兼症：身凉，精神不振，怕冷，四肢冰冷，倦卧思睡；或心烦少眠，手足心热，口渴多饮，醒后哭闹。

【辨病性】

病性为虚：睡眠中汗出较多，醒后即止，身凉，精神不振。

【治疗】

1. 治疗原则。

调气，补虚，止汗。

2. 治疗方法。

（1）内治法。

①山药50克，红枣10枚，猪骨100克。炖服，2～3日1次，5～7次为1个疗程。

②黄花倒水莲、金樱子肉、土党参各10克。水煎服，每日1剂，分3次服。

③土黄芪20克，浮小麦10克。水煎服，每日1剂，分3次服。

④鹅不食草、肾蕨、蚂蟥七、红乌桕树各适量，韭菜10克。水煎服，每日1剂，分3次服。

⑤经霜桑叶 10 克。水煎服，加适量蜂蜜，每日 1 剂，分 3 次服。

⑥泥鳅 150～200 克。用热水洗净黏液，去内脏，油煎至焦黄，加水 1 碗半，煮至大半碗，服汤（可加少许盐），每日 1 次，连服 3 日。

（2）外治法。

药浴疗法

①酒曲 7～8 个。研末，冲热水，外浴。

②竹叶 200 克。水煎外洗，每日 1 次，连洗 3 日。

③甘蔗叶适量。水煎外洗，每日 1～2 次，连洗 2～3 日。

敷贴疗法

五倍子粉适量用醋调成糊状，外敷脐部。

针刺疗法

针刺及艾灸大椎穴、曲池穴、三阴交穴、肺俞穴、肾俞穴等穴位。

第十二节　五迟、五软

【病名】

壮医病名：勒爷涸耐（壮文：Lwgnyez hawnaiq）

西医病名：小儿营养不良

【概述】

五迟、五软是指小儿以消瘦、无力、生长发育迟缓、肌肉萎软为主症的一种疾病。一年四季均可发病，以婴幼儿多见。

【病因病机】

五迟、五软是由于先天禀赋不足，后天失于调养，或因产伤及其他疾病、药物损伤等多种因素，使气血不足、肌体失养而发病。

【诊断】

1. 主症：消瘦无力，立迟、行迟、语迟、发迟、齿迟，智力不全，手足肌肉痿软。

2. 兼症：脸色苍白或蜡黄，神情呆滞，懒动喜卧，发稀枯黄，发育迟缓，饮食减少，不思饮食，大便干结或大便溏烂。

【辨病性】

病性为虚：消瘦无力，生长发育迟缓，肌肉萎软。

【治疗】

1. 治疗原则。

调谷道，养气血，补虚壮体。

2. 治疗方法。

（1）内治法。

①儿科大补汤：土人参100克，茯苓、炒鸡内金、神曲各50克，陈皮25克，砂仁15克。以上诸药共研粗末，每次10克，用纱布包好，沸水冲泡代茶饮，随意饮用。

②黄花倒水莲、野峨眉豆根、虎杖各20克，猪肉或鸡蛋适量。水煎服，每日1剂。

③千斤拔、淮山、饿蚂蟥、铁苋菜各30克。共研末，每次6～9克，白糖水冲服或蒸猪肉服，每日1次。

④桐木寄生、葱各适量。炒干研末，蒸猪肝服，每日1剂。

⑤回阳草（切碎）3克，猪肉适量。共蒸服，每日1剂。

⑥走马风根皮30克，糖20克。水煎，分早晚2次服，每日1剂。

⑦野桃花根9克，猪肉适量。水煎服，每日1剂。

⑧鸟不企（研末）6克，鸡蛋1个。蒸服，每日1剂。

⑨黄糖、黄豆粉各500克，炒糯米100克，紫河车200克。共研末，蒸制成饼，每个重8克，每次服1～3个，每日服2～3次。

⑩泥鳅、蚂蚱、五谷虫各9克。炒干研末，温开水送服，可同时吃鲤鱼或紫河车粉适量，每日1剂。

⑪土人参30克，鸡肉适量。炖服，每日1剂。

（2）外治法。

艾灸足两踝或心俞穴，每次3壮，每日1次，用于语迟。

将赤豆粉研为细末，和酒涂于舌之上下，每日1次，用于语迟。

针刺疗法

针刺大椎穴、安眠穴、哑门穴、陶道穴、百会穴、印堂穴、内关穴、合谷穴、足三里穴等穴位，每日1次。

耳针疗法

耳针针刺心、肾、脾、脑干、皮质下等耳穴,隔日 1 次。

穴位注射疗法

在足三里穴注入 5％当归液 0.3～0.5 毫升,隔日 1 次,20 日为 1 个疗程。

药线点灸疗法

取中脘穴、命门穴、脾俞穴、肾俞穴、足三里穴、百会穴等穴位,每日 1 次,10 日为 1 个疗程。

第十三节 小儿癫痫

【病名】

壮医病名:勒爷发羊癫(壮文:Lwgnyez fatbagmou)

西医病名:小儿癫痫

【概述】

小儿癫痫是一种反复发作性神志异常的疾病。本病可有家族遗传史,每因惊恐、劳累、情志过极等诱发。发作时起病急骤,小儿突然昏扑倒地,与脑充血相似,但其醒后如常人。

【病因病机】

1. 先天不足,"巧坞"失养,气机逆乱。

2. 脑部外伤,"巧坞"受损,神志逆乱。

3. 突受惊恐,七情失调,气机逆乱。

【诊断】

主症:本病按发病程度可分为大发作、小发作及不典型发作,其主症也不尽相同。

大发作表现为意识突然丧失,不省人事,口吐白沫,面色青紫,四肢抽搐。抽搐开始为四肢强直,双手握拳,两眼上翻或偏斜一方,继发面部及四肢肌肉阵挛性抽动,呼吸急促不整,常伴有舌咬伤,大小便失禁。发作持续 1～5 分钟,发作后意识不清或嗜睡,经数小时清醒。

小发作表现为突然发生短暂的意识丧失,发作后嗜睡。发作时语言中断,活动停止，固定于某一体位，不跌倒，两眼茫然凝视。时有面色苍白，无肌肉抽搐，发作持续 2～10 秒，不超过 30 秒，很快意识恢复，继续正常活动。

不典型发作可表现为一时性精神失常，激怒、狂笑、妄哭、夜游、痴呆，也可表现为身体局部阵发性痉挛。

既往史及家族史：患儿常有产伤缺氧史、高热惊厥史、脑炎病史或颅脑外伤史及癫痫家族史。

【辨病性】

病性为毒：表现为意识突然丧失，不省人事，口吐白沫，面色青紫，四肢抽搐。抽搐开始为四肢强直，双手握拳，两眼上翻或偏斜一方，继发面部及四肢肌肉阵挛性抽动，呼吸急促不整，常伴有舌咬伤，大小便失禁。发作持续 1～5 分钟，发作后意识不清或嗜睡，经数小时清醒。

病性为虚：表现为突然发生短暂的意识丧失，发作后嗜睡。发作时语言中断，活动停止，固定于某一体位，不跌倒，两眼茫然凝视。时有面色苍白，无肌肉抽搐，发作持续 2～10 秒，不超过 30 秒，很快意识恢复，继续正常活动。

【治疗】

1. 治疗原则。

调"巧坞"，通火路，止惊厥。

2. 治疗方法。

（1）内治法。

祛毒

①天竺黄药蛋：天竺黄 6 克，水煮取药汁，加鸡蛋 1 个，再加少许甜酒煮熟后服用，每日 1 次。

②蝉蜕、僵蚕、全蝎、蜈蚣各 30 克。共研末，每次 3 克，幼儿用量酌减，每日 3 次，温水送服。

补虚

天麻当归藤鸡蛋汤：天麻 9 克，当归藤 6 克，鸡蛋 1 个。水煎服，每日 1 次，7 日为 1 个疗程。

（2）外治法。

药线点灸疗法

点灸大椎穴、肾俞穴、太冲穴、丰隆穴、神门穴。每日施灸 1 次，30 日为 1

个疗程。

敷贴疗法

青橄榄 3 份，白矾 1 份。捣烂，制成膏贴敷于涌泉穴、百会穴。

第十四节　小儿水肿

【病名】

壮医病名：小儿笨浮（壮文：Lwgnyez foegfouz）

西医病名：小儿急性肾炎

【概述】

小儿水肿主要临床表现为急性起病，水肿、少尿常为最早出现的症状，轻者仅尿检有镜下血尿，患儿起病后数日有高血压。本病多见于感染之后。

【病因病机】

壮医认为小儿水肿多为急性肾炎引起，系风邪外袭或疮毒内攻，津液气化失常，产生水肿。西医认为链球菌感染是本病主因，咽峡炎引起的肾炎多发生在冬、春季，皮肤感染引发肾炎以夏、秋季多见。

【诊断】

轻者无症状，仅有镜下血尿；重者在短期内出现严重循环充血、高血压脑病、急性肾功能衰竭而危及生命。水肿、少尿是最早症状。尿少时，每日 300～500 毫升；严重时，每日 100 毫升甚至无尿。2～4 周自行利尿。血尿常见，1～2 周消失。患儿血压增高，1～2 周后降至正常。此外，多伴乏力、头晕、纳差、恶心、呕吐、腹痛、腰痛、低热等。

【辨病性】

病性为毒：在发病前多有感受毒邪病史，如乳蛾、脓包疮等。急性起病，以浮肿、尿少、血尿、蛋白尿及高血压为主要特征，有急性期和恢复期之别。浮肿的轻重与病程及尿量有关。急性期多有尿量减少，故浮肿明显；恢复期则因尿量增加，浮肿消退，血尿及蛋白尿减少，血压下降。

【治疗】

1. 治疗原则。

祛邪解毒，扶正补虚。

2. 治疗方法。

小儿水肿病势凶险，宜住院治疗，对于轻型肾炎，壮医处理方法如下：

①根据病情和当地药源可选用如下壮药：肾茶、葫芦茶、九节茶、海金沙、金钱草、车前草、鱼腥草、粪箕笃、扁蓄、半边莲、半枝莲、白花蛇舌草、假菠萝等。选取 3～5 种，水煎服。

②磨盘草、车前草各 20 克，路边青、玉米须、淡竹叶、茅根、葫芦茶、益母草各 15 克。水煎服。

第二章　小儿时行疫病

第一节　小儿麻疹

【病名】

壮医病名：勒爷笃麻（壮文：Lwgnyez doegmaz）

西医病名：小儿麻疹

【概述】

小儿麻疹是小儿以发热，咳嗽，眼泪汪汪，鼻塞流涕，遍身发布红色斑疹为主症，病程可达 10 日的一种传染性疾病。本病四季均可发病，以冬、春季较多，好发于 6 个月～5 岁的小儿，传染性强。

因本病疹点高出皮肤，如触麻粒，故名"麻疹"。接种麻疹减毒活疫苗可预防本病的发生。

【病因病机】

小儿麻疹是由于小儿年幼体弱，正气不足，感染麻毒，三气不能同步，气血相搏，毒透于外而向愈，为顺证；若毒陷于内，则可见麻毒攻喉及麻毒闭阻"咪钵"，致气道不通等危候，为逆证。

【诊断】

1. 主症：发热体温渐高，眼睛红，眼泡肿，泪水汪汪；2～3 日后口腔内接近臼齿处可见麻疹黏膜斑；3～4 日后耳后开始出现色如玫瑰、针尖大小的皮疹，之后头面部、胸背部及四肢也陆续出现皮疹，出疹时发热体温更高；出疹 3～4 日后热退，皮疹按出现次序收没，并留下棕褐色的瘢痕，热退身凉。

2. 顺证：发热，精神安宁，或偶有烦躁，咳嗽轻微无鼻扇，气不喘；发热 3～4 日后出现皮疹，先见于耳后、颈部、头部、脸部，渐至胸背、腹部、四肢、手足心，疹色鲜红渐转暗红，分布均匀；3～4 日后疹收，热退身凉，精神清爽，咳减，胃纳稍佳，渐趋康复。

顺证主要分为以下三个时期：

（1）初热期：又称"前驱期"。发热体温渐高，出现皮疹，咳嗽流涕，目赤怕光，眼泡浮肿，泪水汪汪，神色疲劳，不思饮食，或伴呕吐、腹泻、咽痛，热甚时可发抖惊悸，口腔颊部近臼齿处可见麻疹黏膜斑。

（2）见形期：又称"出疹期"。皮疹从开始出现至消退，持续3～4日，高热不退，肌肤灼热，口渴多饮，咳嗽加剧，神疲懒动，眼睛发红，眼屎多，烦躁或嗜睡，或伴有惊跳，抽风，皮肤出现玫瑰样丘疹（针尖大小，扪之碍手）。皮疹先见于耳后发际及颈部，渐至头、脸、胸背、四肢依序出现，手掌足底见疹为麻疹透齐。初起稀疏，色较鲜红，以后逐渐稠密，融合成片，色转暗红，分布均匀。已注射过麻疹减毒活疫苗者，或近期注射过胎盘球蛋白者，发热、咳嗽症状一般比较轻，皮疹可见稀密不均，疹色淡红，手足底可以无疹。

（3）疹没期：又称"恢复期"。皮疹按出现的次序消退，皮屑细微如糠样脱落，皮肤遗留棕褐色的斑迹，热退身凉，精神爽快，胃纳日增，咳嗽大减。

3. 逆证：疹出不畅，或麻疹出没先后无次序，暴出暴收，疹色紫暗，稠稀不均；并见高热，烦躁不安，或嗜睡，大渴多饮，咳嗽剧烈，气喘，鼻翼翕动，喉鸣响，甚则口唇发绀，或呕吐抽风，神志模糊，呼吸困难，四肢不温，大汗淋漓等。或麻疹已消，仍见高热不退，烦躁不安等。

【辨病性】

病性为毒：发热体温渐高，眼睛红，眼泡肿，泪水汪汪；2～3日后口腔内接近臼齿处可见麻疹黏膜斑；3～4日后耳后开始出现色如玫瑰、针尖大小的皮疹，之后头面部、胸背部及四肢也陆续出现皮疹；出疹3～4日后皮疹按出现次序收没，并可留下棕褐色的瘢痕。

【治疗】

1. 治疗原则。

（1）顺证：初热期，宜宣发透疹；见形期，宜祛毒清热，佐以透疹；疹没期，宜养津补虚，佐以祛毒。

（2）逆证：清热祛毒，凉血透疹，补虚。

2. 治疗方法。

（1）内治法。

顺证

初热期，适用以下方药：

①葛根 30 克，夏枯草 15 克。水煎服，每日 1 剂。热甚者，加金银花 9 克；咳嗽者，加桑叶、麦冬各 3 克，地胆草 9 克；麻后痢疾者，加地榆 9 克；合并肺炎者，加桑白皮 9 克，玉叶金花 6 克。水煎服，每日 1 剂，分 3 次服。

②路路通、椿树皮、前胡、金竹叶、朱砂各适量。水煎服，每日 1 剂，分 3 次服。

③芫荽根 15 克，夏枯草、茅根各 9 克。水煎服，每日 1 剂，分 3 次服。

④芫荽 18 克，水煎冲马蹄汁 90 毫升。每日 1 剂，分 3 次服。

⑤鲜芫荽、浮萍各 30 克。水煎服，每日 1 剂，分 3 次服。

见形期，适用以下方药：

①金银花、丝瓜络或水瓜络各 15 克，百草霜、野糁子各 9 克。水煎代茶饮，每日 1 剂。

②苎麻花或嫩苗 120 克，鸡内金 6 克。水煎服，每日 1 剂，分 3 次服。

③夏枯草、木耳、高粱子各 30 克。水煎服，每日 1 剂，分 3 次服。

疹没期，适用以下方药：

①甘蔗 50 克，荸荠 30 克，鲜芦根 20 克。水煎代茶饮，每日 1 剂。

②胡萝卜 60 克，粳米 50 克。煎水煮粥，每日早、晚各食 1 次。

逆证

①紫草 30 克，南瓜藤 60 克，紫花地丁 9 克。水煎服，每日 1 剂，分 3 次服。

②紫草、南瓜藤各 60 克，大飞扬 50 克。水煎服，每日 1 剂，分 3 次服。

③红壳粟米适量。水煎代茶饮，每日 1 剂。

（2）外治法。

顺证

①针刺中冲穴放血，或针刺曲池穴、大椎穴、合谷穴等穴位，强刺激，每日 1 次。

②苎麻花或嫩苗适量。煎水洗澡，每日 1～2 次。

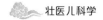

逆证

①鸡蛋 1 个，用油煎熟，将 0.9 克樟脑粉撒于蛋面，温敷肚脐约 20 分钟。

②大叶浮萍 30 克。水煎煮 10 分钟，取药渣，用布包擦全身。

第二节　小儿水痘

【病名】

壮医病名：勒爷喔芒（壮文：Lwgnyez okmak）

西医病名：小儿水痘

【概述】

小儿水痘是指小儿以发热，皮肤分批出现斑丘疹、疱疹、痂盖为特征的一种急性传染性疾病。全年均可发生，以冬、春季发病多见。任何年龄皆可发病，以 1～6 岁小儿为多。

小儿水痘，因其形态如豆，色泽明净如水泡，故称"水痘""水花"。西医学认为本病一次患病可获终身免疫。

【病因病机】

小儿水痘是由于外感毒邪经口鼻而入，郁于肌表，与内湿相搏，外透肌肤而发病。

【诊断】

1. 主症：初起发热、头痛、咳嗽、全身不适。1～2 日后开始出现红色斑疹、丘疹，很快变为疱疹。疹子发痒，分布以躯干为多，四肢较少。痘疹在 3～5 日内分批出现，出疹多者，同一部位可见斑疹、丘疹、痘疹及痂盖。

2. 兼症：轻者痘疹色红润，形椭圆，清净明亮，内含水液，并有瘙痒，伴发热、咳嗽、流涕、饮食减少；重者痘疹稠密，疹色紫暗，痘浆混浊不透亮，甚则口腔也见疱疹，伴高热、心烦口渴、口咽干燥、唇红脸赤、精神不振、大便干结、小便黄少。

【辨病性】

病性为毒：轻者痘疹红润，稀疏椭圆，清净明亮，内含水液，并有瘙痒；重者痘疹稠密，疹色紫暗，痘浆混浊不透亮，甚则口腔也见疱疹。

【治疗】

1. 治疗原则。

清热、除湿、解毒。

2. 治疗方法。

（1）内治法。

①鬼针银花汤：金银花、鬼针草各 10 克。水煎服，每日 1 剂。

②南板蓝根、金银花、一点红各 10 克。水煎服，每日 1 剂。

③穿心莲 10 克。水煎服，每日 1 剂。

（2）外治法。

药浴疗法

①千里光 100 克。水煎外洗。

②木豆梗、杨柳梗各适量。水煎外洗，每日 1 剂。

③黄猄骨、木豆、路边青各适量，鲫鱼胆 1 个。水煎外洗，每日 1 剂。

敷贴疗法

①荞麦粉适量。撒患处。

②桑树虫、杜仲各适量。捣烂绞汁，涂患处。

③细茶、菜豆、银花各适量。捣烂，敷眼四周，治水痘导致的眼部红肿。

④灶心黄土适量。炒红，酒淬，敷脐部，治痘痢。

⑤珍珠壳适量。研极细末，以人乳汁调匀敷眼周围，治痘出眼内或痘陷入眼。

⑥豆腐渣 120 克，芭蕉芋、番薯各 60 克，臭硫黄粉 30 克。捣烂，敷患处周围，留顶端以便排液。

第三节　小儿痄腮

【病名】

壮医病名：勒爷航靠谋（壮文：Lwgnyez hangzgauqmou）

西医病名：小儿流行性腮腺炎

【概述】

小儿痄腮是指小儿以发热，耳下腮部肿胀、疼痛为主症的一种急性传染性疾病。本病全年均可发生，以冬、春季多见，好发于5～9岁小儿。

【病因病机】

小儿痄腮是由于风湿毒邪侵袭，阻滞小儿龙路、火路，气血壅塞，阻于耳下腮部所致。

【诊断】

1. 轻症：发冷发热，头痛轻咳，耳下腮部酸痛，咀嚼不便，继之一侧或两侧腮部肿胀疼痛，边缘不清。

2. 重症：高热头痛，烦躁口渴，食欲不振，或伴呕吐，精神倦怠，腮部漫肿，灼热疼痛，咽喉红肿，吞咽咀嚼不便，大便干结，小便黄少。

【辨病性】

病性为毒：轻者发冷发热，头痛轻咳，耳下腮部酸痛，咀嚼不便，继之一侧或两侧腮部肿胀疼痛；重者烦躁口渴，或伴呕吐，精神倦怠，腮部漫肿，灼热疼痛。

【治疗】

1. 治疗原则。

祛风毒，通两路，调气血。

2. 治疗方法。

（1）内治法。

饮食以清淡、清凉为主，宜吃新鲜蔬菜、水果、鱼、豆腐等，禁吃烧烤等燥热的食品。

常用药物为金银花、南板蓝根、一点红、十大功劳、半边莲、半枝莲、垂盆草等，根据病情及当地药源，选以上诸药1～3种水煎服。

①腮肿立消汤：鸭跖草、板蓝根、蒲公英各15克，薄荷、紫苏叶各5克。水煎服，每日1剂，分3次服。

②清解消肿汤：金银花、板蓝根各20克，葫芦茶、木黄连各10克。水煎服，每日1剂，分3次服。

③夏枯草、板蓝根各15克。水煎服，每日1剂，分3次服，连服2～4剂。

④紫花地丁15克。水煎服，每日1剂，分3次服。

⑤鲜海金沙30克，或海金沙干根15克。水煎服，每日1剂，分3次服。

（2）外治法。

敷贴疗法

①青黛粉 10 克。用醋调涂患处，每日 2 次。

②木鳖子适量。切细浸醋，外擦患部，每日 2 次。

③鲜八角树叶 40 克，红糖适量。捣烂外敷患处，每日 2 次。

④鲜红背菜适量，配盐、泥适量。捣烂外敷患处，每日 2 次。

⑤七叶一枝花 30 克，白及 15 克，冰片 1.5 克。共研末，用醋调敷患处，每日 2 次。

⑥独角莲适量。磨醋，外涂患处，并用药棉蘸药汁放入口腔患侧第 2 颗大牙处，每日 2～3 次。

针刺疗法

针刺翳风穴、颊车穴、合谷穴等穴位。发热加针曲池穴；并发睾丸肿痛，加针血海穴、三阴交穴，每日 1 次。

药线点灸疗法

取患处梅花形穴和手三里穴，每日施灸 1 次，5 日为 1 个疗程。

（3）内外兼治。

酢浆草 30 克，煎汤服，另用 50 克煎汤熏洗患部。

第四节　小儿百日咳

【病名】

壮医病名：勒爷唉百银（壮文：Lwgnyez aebakngoenz）

西医病名：小儿百日咳

【概述】

小儿百日咳是指小儿以阵发性痉挛性咳嗽，咳后有特殊的吸气性吼声，即鸡鸣样的回声，最后倾吐痰沫为主症的一种传染性疾病。本病四季均可发生，以冬、春季多发，5 岁以下小儿多见。

【病因病机】

小儿百日咳是由小儿素体不足，调护失宜，伏痰内蕴，阻遏气道，气道不通所致。

【诊断】

1. 初咳期：1～2 周，咳嗽初起似有外感，但有逐渐加剧之势，常有流涕，痰白而稀且多泡沫。

2. 痉咳期：4～6 周，咳嗽频频阵作，咳后有回吼声，反复不已，入夜尤甚，痰多而黏，呕吐后阵咳暂停，烦躁，脸红，大便干结，小便黄。

3. 恢复期：阵咳渐减，回吼声亦渐消失，咳吐减少，2～3 周可愈。可伴手足欠温，神疲面白，多汗，周身无力，食少腹胀，大便溏薄，小便清长；或手足心热，夜卧不安，神色疲劳，盗汗，面颊发红，口唇干。

【辨病性】

病性为毒虚夹杂：咳嗽初起似有外感，但有逐渐加剧之势，继而咳嗽频频阵作，咳后有回吼声，反复不已，入夜尤甚，痰多而黏。

【治疗】

1. 治疗原则。

祛痰通道，调气补虚，止咳。

2. 治疗方法。

(1) 内治法。

①鸡胆 1 个。冲蜂蜜服，每日 1～2 个，连服 30 日。

②十大功劳、七叶一枝花、百部、枇杷叶各 10 克。水煎冲蜂蜜服，每日 1 剂，分 3 次服。

③鱼腥草、马鞭草、葫芦茶、土甘草各 15 克。水煎服，每日 1 剂，分 3 次服。

④多麻根 10 克，土甘草 15 克，红糖 20 克。水煎服，每日 1 剂，分 3 次服。

⑤鹅不食草、不出林各 15 克。水煎服，每日 1 剂，分 3 次服。

⑥百日咳岗梅汤：岗梅根、紫背金牛、板栗壳各 20 克。水煎服，每日 1 剂，分 3 次服。

⑦百日咳大海汤：胖大海、灯台叶、桑白皮、款冬花各 10 克，千层纸、桔梗各 5 克，甘草 3 克。水煎，冰糖调服。

⑧鹅绸腥草汤：鱼腥草 15 克，鹅不食草、一匹绸、甘草各 10 克。水煎服，每日 1 剂，分 3 次服。

⑨部枇节草汤：枇杷叶（去毛）、冰糖草各 10 克，肿节风 50 克，百部、甘

草各 6 克。水煎服，每日 1 剂，分 3 次服，主治百日咳初起。

⑩百合润燥汤：百合 25 克，蚌花 15 克，枇杷叶、天门冬各 10 克。水煎服，每日 1 剂，分 3 次服。

⑪猪、牛、羊、鸡等动物的胆汁（以猪、鸡的胆汁为优）鲜用或干燥制成粉用均可。5 岁以下小儿，鲜胆汁每岁每次服 1～3 克，每日 1～2 次；干粉每岁每次服 0.3～0.5 克，每日 2 次。

（2）外治法。

用新鲜生姜或大蒜切片，粘蜗牛液或鸡蛋清，在胸骨部由上到下涂擦，每日 2 次，每次数分钟。

用梅花针刺激颈、骶之脊旁 3～4 厘米区域，每日 1 次；并于身柱穴拔火罐，每日 1 次。

推拿疗法

运八卦，掐合谷穴，推肺俞穴，掐揉五指节，推脾胃，揉鱼际穴、太渊穴，掐尺泽穴，每日 1 次。

针刺疗法

针刺尺泽穴、合谷穴，每日行针 1 次，7 日为 1 个疗程。

药线点灸疗法

取天突穴、水突穴、肺俞穴、四缝穴等穴位，每日施灸 1 次，7 日为 1 个疗程。

第五节 小儿白喉

【病名】

壮医病名：勒爷货嚎（壮文：Lwgnyez hozhau）

西医病名：小儿白喉

【概述】

小儿白喉是指小儿以鼻、咽、喉部黏膜有白色假膜形成，伴有犬吠样咳嗽、气喘、发热、烦躁等全身毒血症状的一种急性传染性疾病。本病一年四季均可发生，常流行于秋、冬季节，各年龄均可感染得病，好发于 8 岁以下小儿。

【病因病机】

小儿白喉是由小儿素体虚弱，疫毒时邪乘虚而入，阻塞气道导致。

【诊断】

1. 主症：咽喉有白点或片状假膜，边缘清楚，附着牢固，刮剥容易出血；严重者，假膜迅速扩展到咽峡部和悬雍垂，咳声如犬吠，吸气困难，甚则窒息、昏迷。

2. 兼症：发热发冷，头痛身疼，鼻塞，咯吐黏性带血痰液；或高热汗出，面目发红，口渴心烦，小便短少；或低热，鼻干唇燥，咽喉微痛；或脸色苍白，喉间痰鸣，口唇发紫，烦躁出汗，吸气困难；或四肢不温，神疲乏力，头面汗出。

【辨病性】

病性为毒虚夹杂：咽喉有白点或片状假膜，咳声如犬吠，吸气困难，甚则窒息、昏迷。

【治疗】

1. 治疗原则。

祛邪补虚，通调气道。

2. 治疗方法。

（1）内治法。

①入地蜈蚣 20 克。捣烂取汁，温开水冲服，每日 1 剂，分 2 次服。

②白花蛇舌草、鱼鳞草各适量。捣烂，用第 2 道洗米水冲服，每日 1 剂。

③地桃花根适量。煎水内服并含漱，每日 1 剂。

④鲜蛇莓全草适量。捣烂，泡开水服，每日 1 剂。

⑤六月雪根、翻白草各 30 克。水煎代茶饮，每日 1 剂。

⑥七星剑 30 克，六月雪、牛尾蕨各 6 克。水煎服，每日 1 剂，分 3 次服。

⑦紫金牛 6 克，指甲灰 3 克，水白及根 4.5 克。共研末，陈醋调服，每日 1 剂，分 4 次服。

（2）外治法。

①蜗牛（去壳，焙存性）1 个，冰片 0.9 克。共研细，吹喉。

②田螺壳适量。烧灰研末吹喉，每次适量，每日数次。

③指甲灰、蝴蝶草、梅片各 3 克。共研末，分数次吹喉，每日 1 剂。

④蛇麻适量。捣汁，调鸡蛋清，加少许食盐，用棉签蘸涂咽部，每日 3～4 次。

第六节 小儿手足口病

【病名】

壮医病名：勒爷病缝顶傍（壮文：Lwgnyez binghfwngzdinbak）

西医病名：小儿手足口病

【概述】

小儿手足口病是以小儿发热、手足肌肤及口咽部发生疱疹为主要症状，伴头痛、咳嗽、流涕、口痛、纳差、恶心、呕吐、泄泻的一种急性发疹性传染病，临床多见于 5 岁以下小儿。

【病因病机】

小儿手足口病是由外感毒邪，湿热交蒸，郁于咽喉，发于肌肤所致。

【诊断】

1. 主症：起病时发热，口腔黏膜出现散在疱疹，手、足和臀部出现斑丘疹、疱疹，疱疹周围有红晕，疱内液体较少，如米粒至豌豆大，质地较硬，多不破溃。疱疹一般 7～10 日消退，疹退后无瘢痕及色素沉着。

2. 兼症：可伴咳嗽、流涕、纳差等；有部分轻症者仅表现为皮疹或疱疹性咽峡炎，部分病例皮疹表现不典型，如单一部位或仅表现为斑丘疹；极少数重症者病情进展迅速，出现惊厥、抽搐、昏迷等，甚至死亡。

【辨病性】

病性为毒：发热，手足肌肤及口咽部发生疱疹，伴头痛、咳嗽、流涕、口痛、纳差、恶心、呕吐、泄泻等。

【治疗】

1. 治疗原则。

清热、祛毒、除湿。

2. 治疗方法。

（1）内治法。

①救必应、十大功劳各 15 克。水煎服和漱口，每日 1 剂，分 3 次服。

②金银花、板蓝根、一点红、野菊花各 10 克。水煎服和漱口，每日 1 剂，

分 3 次服。

③穿心莲 10 克。水煎服和漱口，每日 1 剂，分 3 次服。

（2）外治法。

①红丝线适量。煎水漱口。

②千里光 50 克。煎水漱口。

③蓝靛 10 克，冰片 3 克。共研细末，冷开水调匀涂患处，每日 2 次。

④七叶一枝花 20 克，冰片 2 克。共研末，米醋调匀涂患处，每日 2 次。

第七节　小儿鹅口疮

【病名】

壮医病名：勒爷奔傍寒（壮文：Lwgnyez baenzbakhanq）

西医病名：小儿口腔白色念珠菌感染

【概述】

小儿鹅口疮主要是由小儿感染邪毒、口腔不洁导致的，以口腔舌面上满布白屑为主症的一种疾病。本病多见于哺乳期幼儿，一年四季均可发病。

【病因病机】

小儿鹅口疮的内因主要是胎热内蕴，或身体虚弱；外因主要是调护不当，口腔不洁，感染邪毒，秽毒之邪弥漫口腔。

【诊断】

1. 主症：先在口腔舌面上或两颊内侧黏膜上出现白屑，逐渐蔓延至牙龈、口唇、软硬腭等处，白屑周围绕以红晕，互相融合，渐渐增大，状如凝乳，拭后不久又生，重拭可见出血。

2. 兼症：常伴哭闹不安、拒乳厌食等。严重者白屑可蔓延整个口腔黏膜，上延鼻道，下及咽喉、气管，如雪花叠叠，上下壅塞，引起呼吸不利、吞咽困难、脸色青紫、喉中痰鸣等危重症候。

【辨病性】

病性为毒虚夹杂：口腔舌面上或两颊内侧黏膜上出现白屑，常伴哭闹不安、拒乳厌食等。

【治疗】

1. 治疗原则。

祛邪解毒，养阴补虚。

2. 治疗方法。

（1）内治法。

黄精 20 克。水煎服，每日 1 剂，分 3 次服。

（2）外治法。

①火炭母 50 克。浓煎，温洗口腔，每日 3 次。

②千里光 50 克。水煎外洗口腔，每日 3 次。

③金果榄 2 克。泡热开水 50 毫升，温外洗口腔，每日 3 次。

④红丝线（民间用于染红糯米饭）适量。水煎温洗口腔，每日 3 次。

⑤冬青叶 60 克。捣烂，加少量蜂蜜调匀取汁含漱；再用人中白、熟硼砂、熟石膏、青黛各 1.5 克，研末撒患处。

⑥地黄瓜根适量。煎水含漱，每日数次。

⑦甘蔗皮适量（煅），冰片少许。共研末撒患处，每日 2～3 次。

第八节　疫毒痢

【病名】

壮医病名：勒爷毒痢（壮文：Lwgnyez doegleih）

西医病名：小儿中毒型细菌性痢疾

【概述】

疫毒痢是以发病急骤、高热、抽筋，甚至呼吸困难为特征，数小时后出现大便次数增多而量少，夹杂黏液脓血，腹痛，大便急胀，欲便不出等为主症的一种急性传染性疾病。本病多发于夏、秋季节，常见于 2～7 岁的小儿，发病急、变化快、病情凶险。

【病因病机】

疫毒痢是由饮食不洁，湿热疫毒从口而入，蕴伏谷道，与气血相搏，使谷道损伤，气血瘀滞，谷道传导功能失职，毒血混杂而下所致。

【诊断】

1. 主症：突发高热，反复惊厥，嗜睡，昏迷和休克等。轻者烦躁不安，胡言乱语；重者高热抽筋，昏迷，呼吸困难，脸色苍白或青灰，四肢发凉，呼吸深浅不匀。

2. 兼症：腹痛，伴大便次数增多而量少，夹杂黏液脓血，里急后重。

【辨病性】

病性为毒：轻者大便次数增多而量少，夹杂黏液脓血，腹痛，里急后重；重者呼吸困难，高热抽筋甚至昏迷，脸色苍白或青灰，四肢发凉，呼吸深浅不匀。

【治疗】

1. 治疗原则。

祛邪毒，通谷道，调气血。

2. 治疗方法。

（1）内治法。

①地桃花救痢汤：地桃花、火炭母各 20 克，功劳木 15 克，金果榄、古羊藤各 10 克。水煎服，每日 1 剂，分 3 次服。

②二马除痢饮：鲜马齿苋、鲜马蹄金、鲜车前草各 30 克。共捣烂，榨汁，加热后温服，每日 1 剂，分 3 次服。

③凤尾草止痢汤：鲜凤尾草、鲜雷公根各 20 克，鲜紫花地丁 10 克。水煎服，每日 1 剂，分 3 次服。

④金娘凤尾功劳汤：桃金娘根 20 克，凤尾草、十大功劳各 15 克。水煎服，每日 1 剂，分 3 次服。

⑤飞扬凤尾齿苋汤：马齿苋 20 克，大飞扬、凤尾草各 15 克。水煎服，每日 1 剂，分 3 次服。

⑥盘子一点汤：一点红 20 克，无毛算盘子叶 10 克。水煎服，每日 1 剂，分 3 次服。

⑦马齿苋、凤尾草、地锦草、铁苋菜、辣蓼各 20 克。上述诸药任选 1～2 种水煎服，每日 1 剂，连服 6 日。

⑧枫木皮、毛算盘根、钩藤根各 12 克，地桃花根、藿香草各 9 克。水煎服，每日 1 剂，分 3 次服。

⑨大芒萁、凤尾草、鱼腥草、铁线草各取鲜品 10 克，蜂蜜适量。水煎冲蜂

蜜服，每日1剂。

⑩古羊藤、毛算盘根、土党参各10克，两面针5克。水煎服，每日1剂，分3次服。

（2）外治法。

针刺人中穴、百会穴、中冲穴、内关穴等穴位。备用穴可选风池穴、涌泉穴、天枢穴、上巨虚穴。抽筋时先针刺人中穴、百会穴，若未见好转，再针刺内关穴、风池穴，中等强度刺激；神志昏迷时先针刺人中穴、中冲穴，采用间歇性刺激法，进针后，每隔4~5分钟刺激1次，若经过3~4次仍不恢复，再加针刺内关穴及风池穴、涌泉穴，或灸气海穴、百会穴，每次5枚艾炷。有脓血便时，针刺天枢穴、上巨虚穴，用轻转提插法，大便急胀者加阴陵泉穴。

第九节 小儿流行性感冒

【病名】

壮医病名：勒爷得凉（壮文：Lwgnyez dwgliengz）

西医病名：小儿流行性感冒

【概述】

小儿流行性感冒是由风邪侵袭人体所致的疾病，其特点为起病急，全身症状重，以鼻塞、咳嗽、头痛、打喷嚏、流鼻涕，甚则高热等为主要症状。

【病因病机】

小儿流行性感冒的病因病机与小儿感冒一致。其主要发病机理如下：

1. 外因：气候突变，冷热失常，风毒之邪或时行疫毒侵袭人体肌肤；或者邪从口鼻而入，阻滞气道，致使气道不通，导致天、地、人三气不能同步而发病。

2. 内因：禀赋不足，喂养不当，久病体虚，寒热不能自调，易感受风毒之邪，气道受阻不通，三气不能同步而发病。

【诊断】

1. 主症：鼻塞、流涕、咳嗽、头痛、身痛、发热、怕冷。

2. 兼症：出汗、喷嚏、吐痰、咽痛口干，或身重困倦、呕吐、腹泻、心烦口渴、小便黄少、头晕眼花、困倦无力，或肚子胀满、不思乳食、呕吐酸腐、口气秽臭、大便酸臭，或惊悸啼叫、睡卧不宁。

【辨病性】

1. 病性为毒：主症以鼻塞、流涕、咳嗽、头痛、身痛、发热等为主。风毒者，汗出、恶风；寒毒者，恶寒无汗、鼻流清涕，或手足不温、呕吐腹泻；热毒者，高热、恶热、咽喉红肿、尿赤便结；痧毒者，倦怠乏力、胸背部可见透发痧点；瘴毒者，可见间歇性发冷、高热、汗出。

2. 病性为毒虚夹杂：以鼻塞、喷嚏、咳嗽为主，伴面色㿠白、瘦弱、乏力、汗出、畏寒等症状，可反复发病。

【治疗】

1. 治疗原则。

毒者，祛邪毒，通气道；毒虚夹杂者，祛毒补虚，调气。

2. 治疗方法。

（1）预防方。

玉叶板兰贯众汤：玉叶金花 15 克，板蓝根 10 克，贯众 8 克。水煎服，每日 1 剂，分 2 次服。

（2）内治法。

可煎服玉叶板兰贯众汤或黄皮公根冰糖汤，亦可服用山芝枇杷大鱼百草汤。

（3）外治法。

佩药疗法

贯众、防风、皂角、艾叶、薄荷、石菖蒲各适量。以上诸药研磨成末，加入朱砂，置于布袋中做成香囊佩戴在身上，达到避瘴防病的效果。

药浴疗法

马鞭草、桃叶、鸡矢藤适量。水煎药浴，每日 1 次。

针刺疗法

取风府穴、外关穴、风池穴、风门穴、大椎穴、合谷穴、尺泽穴等穴位进行针刺。

药线点灸法

取攒竹穴、头维穴、曲池穴、合谷穴、风池穴、风门穴、肺俞穴、足三里穴等穴位进行点灸，每穴点灸 3 壮，每日 1 次。

火罐闪火法

取火罐闪至患儿背部微红，出痧即可。

第十节　小儿秋季腹泻

【病名】

壮医病名：勒爷屙泄（壮文：Lwgnyez oksiq）

西医病名：小儿秋季腹泻

【概述】

小儿秋季腹泻，以秋季发病率最高，常发生于婴幼儿。传染源为患儿、隐性感染者及带病毒者。婴幼儿如果接触了其他患病的小儿，易被传染。秋季腹泻对抵抗力差的婴幼儿有易感性。

婴幼儿出生后的 6 个月到 3 岁是抵抗力比较差的阶段，这时非常容易感染秋季腹泻。秋季腹泻由轮状病毒感染引起，主要通过消化道传播（粪—口途径），也有研究表明可通过呼吸道传播，病毒可以扩散到空气中，通过呼吸道进入人体。因此，本病会有一个比较集中的流行的趋势。

秋季腹泻以小儿大便次数增多、粪便稀薄或便如黄色水样，量多或兼夹未消化的食物残渣，伴有发热、腹胀腹痛、恶心呕吐等为主要症状。治疗原则为调理谷道，祛毒止泻。

【病因病机】

小儿素体虚弱，感受时令之毒，毒邪乘虚从口鼻而入，直达谷道，即胃肠，从而阻滞谷道，使谷道功能失职，即调节和化生的枢纽脏腑——肝、胆、胰功能失职，水谷不化，下泄而成秋季腹泻。

【诊断】

主症：大便次数增多、粪便稀薄或便如黄色水样，量多或兼夹未消化的食物残渣，伴有发热、腹胀腹痛、恶心呕吐等。结合发病季节、病史可做出临床诊断。

【辨病性】

病性为毒虚夹杂：小儿抵抗力较弱，易感染季节病毒，出现大便次数增多、粪便稀薄或便如黄色水样，量多或兼夹未消化的食物残渣，伴有发热、腹胀腹痛、恶心呕吐等症状。

【治疗】

1. 治疗原则。

调气补虚，解毒止泻。

2. 治疗方法。

①山药粉：将山药研细磨粉与米粉按1∶2的比例混合调成米糊给小儿服用，每日2～3次。

②车银散：炒金银花、车前子、番石榴叶按2∶3∶3的比例研制成散剂口服，每次10克，每日3次，调米糊温服。

第十一节　小儿疱疹性咽峡炎

【病名】

壮医病名：勒爷货咽妈（壮文：Lwgnyez hozinmaz）

西医病名：小儿疱疹性咽峡炎

【概述】

疱疹性咽峡炎以夏、秋季为高发季节，以1～7岁小儿多见。传染源为患者以及隐性感染者，传播途径主要通过消化道、呼吸道传播，也可间接经污染的手、食品、衣服、用具等传播。

疱疹性咽峡炎以突然发热、流涎、咽部疱疹、咽痛、拒食、哭闹不安为主要症状，伴头痛、肌肉疼痛、肚子痛、呕吐等。

疱疹性咽峡炎患儿多以突发高热开始，1～2日内体温升至39～41℃，同时伴头痛、咽痛、肌肉痛、呕吐等症状。婴幼儿常表现为呕吐、流涎、拒食、烦躁不安，甚至发生意识丧失，全身肌肉抽动；大龄小儿可诉有严重的咽痛感，伴吞咽困难、四肢肌痛、厌食乏力等。起病2日之内在咽部出现数个直径1～2毫米的灰白色疱疹，周围有红晕，2～3日之后红晕加剧扩大，疱疹破溃形成黄色溃疡。经5～7日溃疡愈合，一般3日内热退，症状消失。并发病毒性脑炎者可留下后遗症，甚则引起死亡。

【病因病机】

小儿外感季节邪毒，经由气道、谷道的门户咽喉，正邪交争，三道两路气机阻滞，天、地、人三气不同步，邪毒阻滞于咽喉发为疱疹性咽峡炎。

【诊断】

主症：突然发热、流涎、咽部疱疹、咽痛、拒食、哭闹不安，伴头痛、肌肉疼痛、肚子痛、呕吐等。

【辨病性】

病性为毒：发热、流涎、咽部疱疹、咽痛、肚子痛、呕吐等。

【治疗】

1. 治疗原则。

清热、祛毒、调气道。

2. 治疗方法。

①壮医红鞭岗梅汤：一点红、马鞭草、白茅根、岗梅根各 10 克，红糖 5 克。选取陶瓷锅，用 200 毫升水浸泡 10 分钟，武火煮开，改文火煎煮 9 分钟倒出汤液，放入 5 克红糖。1～2 岁小儿，每次 50 毫升；3～4 岁小儿，每次 80 毫升；5～6 岁小儿，每次 100 毫升；分早、中、晚、睡前 4 次温服。

②火炭母、木棉花、莲子各 10 克，蜜枣 30 克。煲排骨或瘦肉，每周 2～3 次。

③黑豆、绿豆、赤小豆各 20 克，生甘草 10 克。大火开锅，然后小火熬 2 小时以上，可以加少量的冰糖，让小儿连豆带汤食用即可，每日 2 次。

④壮药红根粳米粥：红根草根 30 克，土人参 15 克，生姜 2 片，加粳米、水各适量。文火煮粥，加油、盐少许，每日分数次服用，每周 2 次。

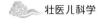

第十二节　新型冠状病毒感染

【病名】

壮医病名：瘟痧（壮文：Sahgi）

西医病名：新型冠状病毒感染

【概述】

新型冠状病毒感染的传染源主要为被新型冠状病毒感染的人群，无症状感染者也可能成为传染源。主要传播途径是呼吸道飞沫传播、接触传播，气溶胶传播和消化道传播等传播途径尚待进一步明确。

潜伏期1～14日，多为3～7日，患者可能在发病前14日内接触过疫区病人或曾在疫区生活居住过。此病有聚集性发病的特点。人群普遍易感新型冠状病毒，以成年人为主，其中老年人和体弱多病的人更容易被感染。儿童和孕产妇也是新型冠状病毒感染的易感染人群。

新型冠状病毒感染以发热、乏力、干咳为主要临床症状。普通型病情较重者及重型病情较轻者多见身热不退或往来寒热，咳嗽痰少，或有黄痰，腹胀便秘，胸闷气促，咳嗽喘憋，动辄气喘等。病情严重者呼吸困难、动辄气喘或需要辅助通气，伴神昏、烦躁、汗出肢冷等。部分患者起病症状轻微，可无发热。多数患者为中轻症，预后良好，少数患者病情危重，甚至死亡。

【病因病机】

小儿体弱，抵抗力较差，邪毒侵袭气道，内阻三道两路之气机，气道功能失调，引起发热、乏力、干咳等，亦可出现身热不退或往来寒热，咳嗽痰少或有黄痰，腹胀便秘，胸闷气促，咳嗽喘憋，动辄气喘，伴神昏、烦躁、汗出肢冷等，严重者发为肺炎。

【诊断】

结合流行病学史和新型冠状病毒核酸检测阳性表现，可诊断。

【辨病性】

病性为毒：感染新型冠状病毒而出现发热、乏力、干咳等临床症状。

【治疗】

1. 治疗原则。

祛毒止咳，畅通气道，调气补虚。

2. 治疗方法。

①五指毛桃、黄花倒水莲、土人参、山药、生姜、薏苡仁组成壮医食疗防疫粥。

②食用生姜、桂圆、羊肉、狗肉、牛肉等温热性食物，补阳防疫。建议虚寒体质者配合壮医食疗防疫粥食用。

③防瘴疫1号：薏苡仁、石菖蒲、黄花倒水莲、生姜各20克，石斛15克。水煎服，每日1剂，分2～3次服，亦可以当茶饮，适用于健康人群，小儿药量酌减。

④防瘴疫2号：黄花倒水莲、薏苡仁、石菖蒲、生姜各20克，救必应15克。水煎服，每日1剂，分2～3次服，亦可以当茶饮，适用于新型冠状病毒感染患者的密切接触者或慢性基础病患者，小儿药量酌减。

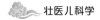

第三章 初生儿病

初生儿是指小儿出生脐带结扎到生后 28 天的婴儿。这个时期婴儿的生理、病理、疾病防治、保健及调护等都有其特点：临床以谷道、气道疾病多为常见；主要病因病机为机体娇嫩，寒热不能自调，喂养不节，毒邪外侵，三道两路功能失常，三气不能同步；以祛毒邪、调理三道两路、补虚为主要治疗原则，并加强科学的喂养和调护。

第一节 小儿吐乳

【病名】

壮医病名：勒爷鹿嘻（壮文：Lwgnyez ruegcij）

西医病名：无相关病名

【概述】

小儿吐乳指小儿在喝奶后不久即将部分奶汁吐出的一种疾病。多见于哺乳期婴儿。

【病因病机】

1. 喂养不当（如过饱或过快），谷道不畅，气逆于上。

2. 风毒之邪侵袭，阻滞谷道，气逆于上。

3. 食后啼哭，气机不畅，谷道之气逆于上。

【诊断】

1. 主症：喝奶后不久即将部分奶汁吐出。

2. 兼症：哭闹，躁动，睡眠不安，食少。

【辨病性】

病性为毒虚夹杂：食后吐乳，伴啼哭、睡眠不安、食少。

【治疗】

1. 治疗原则。

调气祛毒，通道止呕。

2. 治疗方法。

（1）内治法。

①灶心土 12 克，灯芯草 6 克，老姜、水竹叶各 3 克，薄荷（后下）1.5 克。水煎服，每日 1 剂，分 3 次服。

②樟木子、陈大麦各 12 克。以上诸药捣碎，水煎频服，每日 1 剂。

③大米 6 克。炒焦研末，开水、乳汁各半送服，每日 1 剂，分 2～3 次服。

④鸡内金适量。焙干研末，每次 2 克，乳汁调服，每日 1～2 次。

⑤紫苏 3 克。水煎服，每日 1 剂，分 2～3 次服。

（2）外治法。

胡椒、艾叶等量。共研细末，加香油适量调成糊状，敷贴脐孔处，每日 2 次。

第二节　小儿不乳

【病名】

壮医病名：勒爷卟哏嘻（壮文：Lwgnyez mboujgwncij）

西医病名：无相关病名

【概述】

小儿不乳是指新生儿出生 12 小时后因口腔疾患而不能吮乳的一种疾病。

若小儿初起吸吮正常，而后出现不乳，则不属此范围。

【病因病机】

1. 新生儿由禀赋不足，或难产、滞产、产程过长等因素，导致气弱不振，声低息微，气息奄奄，无力吸吮。

2. 产妇在妊娠期间过食寒凉之品，或生产时护理不当为寒所侵，使新生儿感伤风寒，寒邪内蕴，阻滞谷道，乳食不下。

3. 新生儿吞入羊水，致秽浊之邪壅结谷道；或因胎粪不下，小便不通，致

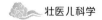

秽热壅结，气机不运，导致不乳。

【诊断】

1. 主症：新生儿出生 12 小时后不能吮乳。

2. 兼症：气息微弱，哭声低沉，脸色苍白，口唇淡白；或脸色苍白，四肢欠温，口鼻气冷，唇舌色淡，腹部冷痛而曲背啼哭；或肚子胀满，大便不通，小便黄少，伴呕吐，啼哭声粗，烦躁不宁，气息短促。

【辨病性】

1. 病性为虚：气息微弱，哭声低沉，脸色苍白，口唇淡白；或脸色苍白，四肢欠温，口鼻气冷，唇舌色淡，腹部冷痛而曲背啼哭。

2. 病性为毒虚夹杂：腹部胀满，大便不通，小便黄少，伴呕吐，啼哭声粗，烦躁不宁，气息短促。

【治疗】

1. 治疗原则。

补虚祛毒，通调谷道。

2. 治疗方法。

（1）内治法。

补虚

①生葛根捣汁或干葛根煎汤，适量服。

②人参适量，水煎服。

祛毒

①葱、人乳汁各适量共蒸，另取黄连 1 克，水煎取汁，和服，每日 1 剂。

（2）外治法。

①艾条悬灸脐部。

②吴茱萸、鸡肠草、磨盘草、夜关门、毛算盘、地桃花、仙茅草、山胡椒各 10 克，田螺 5 只。水煎取汁，用 1 只烧红的秤砣淬入药液中，令蒸汽熏患儿，每日 2 次，注意防蒸汽烫伤。

第三节　胎黄

【病名】

壮医病名：勒爷黄标（壮文：Lwgnyez vuengzbiu）

西医病名：新生儿黄疸

【概述】

胎黄是指新生儿出生后皮肤、巩膜等有黄染现象的一种疾病。轻症者10天左右黄色自行消退，重症者黄色逐渐加深，并可伴有发热、精神萎靡、食欲不振等症状。

胎黄主要与妊娠期母亲体质，如胎热、湿热等因素有关。

【病因病机】

胎黄的病因病机主要为母体素蕴湿热或寒湿之毒，传于胎儿并郁于肌肤而发黄。

【诊断】

1. 主症：新生儿皮肤、巩膜发黄，颜色鲜明或晦暗。

2. 兼症：精神尚可或精神疲乏，发热或四肢欠温，小便深黄，大便干结或溏烂，可呈灰白色。

【辨病性】

病性为毒：皮肤、巩膜发黄，颜色鲜明或晦暗，伴精神疲乏，发热或四肢欠温，小便深黄，大便干结或溏烂。

【治疗】

1. 治疗原则。

清热解毒，祛湿退黄。

2. 治疗方法。

（1）内治法。

①清热退黄汤：鸡骨草、十两叶各10克，南板蓝根6克，十大功劳、蒲公英各3克。水煎服，每日1剂，分3次服。

②鲜满天星15克。捣烂，开水泡服，每日1剂，分3次服。

③山黄连、粽粑叶梗、龙眼木寄生各 9 克，鸡矢藤 6 克。水煎服，每日 1 剂，分 3 次服。

④田基黄 15 克，节节红 9 克。水煎服，每日 1 剂，分 3 次服。

⑤十大功劳、鸡矢藤各 6 克，山花椒 1.5 克。水煎服，每日 1 剂，分 3 次服。

⑥竹蜂 1 只。研末，每日 1 剂，分 3 次服。

⑦古羊藤、阴阳草、山芝麻各 3 克，旱莲草 6 克。水煎服，每日 1 剂，分 3 次服。

（2）外治法。

①无根藤、密蒙花、姜黄各适量。水煎，用蒸汽熏患儿，乳母可适量口服药液。

②鬼画符适量。水煎外洗，每日 1 剂。

③艾叶 15 克，田基黄、土茯苓、茵陈、千里光、野菊花各 20 克。上药水煎成 2 000 毫升药浴，每日 1 剂，每日 1～2 次，每次药浴约 20 分钟，疗程 3～5 日。

（3）内外兼治。

①一箭球适量。水煎服并外洗，每日 1 剂。

②黄饭花 120 克。水煎服并外洗，每日 1 剂。

第四章 小儿常见急症

第一节 小儿高热

【病名】

壮医病名：勒爷发得（壮文：Lwgnyez fatndat）

西医病名：小儿高热

【概述】

小儿高热是指小儿的体温超过 39℃，是儿科临床常见的急症之一。本病多见于小儿感受邪毒，出现发热、怕冷、鼻塞、流涕、咳嗽、咽喉肿痛等症状。如出现类似症状者，可参考本病进行诊治。其他疾病导致发热者不在本病讨论范畴。

【病因病机】

小儿高热是外感邪毒，侵袭人体，导致三气不能同步，三道两路不畅，热毒郁于肌表而发为本病。

【诊断】

1. 主症：体温高于正常水平。小儿正常体温，腋下是 36.3～36.5℃，舌下是 36.6～37℃，肛门直肠是 36.9～37.5℃。一般小儿腋下体温超过 37.5℃ 即为发热，超过 39℃ 为小儿高热。

2. 兼症：怕冷、咳嗽、鼻塞流涕、打喷嚏、周身不适、食欲缺乏，严重可见小儿烦躁不安或嗜睡，鼻咽部红肿，可有扁桃体和颈部淋巴结肿大，伴有呕吐或腹泻等胃肠道症状，甚至引起小儿抽搐。

【辨病性】

病性为毒：体温高于正常水平，伴咳嗽、流涕、鼻塞、咽喉肿痛等。

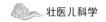

【治疗】

1. 治疗原则。

发散邪毒，畅通气道。

2. 治疗方法。

（1）内治法。

①路边菊、土薄荷、银花藤、茅根各10克。水煎服，每日1剂，分3次服。

②龙眼树叶、山芝麻各20克，生葱15克。水煎服，每日1剂，分3次服。

③枇杷叶、鬼针草各15克，葫芦茶、一箭球、鱼腥草各10克。水煎服，每日1剂，分3次服。

④含羞草10克。水煎服，每日1剂，分3次服。

⑤白马骨、透骨消、扶芳藤各10克。水煎服，每日1剂，分3次服。

⑥岩泽兰、穿心草各5克。水煎服，每日1剂，分3次服。

（2）外治法。

药物熏洗法

香茅100克，柚子叶、黄皮果叶、三叉苦叶、青蒿、红龙船花叶、五月艾各50克。煎水先熏后洗。

药浴疗法

路边菊、土薄荷、银花藤各30克。煎水洗澡。

滚蛋疗法

鲜鸡蛋1个，路路通、艾叶各20克。水煎煮，煮沸15分钟，取出鸡蛋，待温度适宜后在患儿额部、两侧太阳穴、后颈、背部两侧、前胸、脐部、肘窝等处滚动10余次，让患儿盖被卧床休息，微汗出后热退。

药线点灸疗法

取大椎穴、风池穴、背八穴、头维穴、攒竹穴、曲池穴、手三里穴。视发热情况，首次治疗后可每隔2～3小时点灸1次，连续点灸3次。

针刺放血疗法

取十宣穴、人中穴、期门穴、天宗穴等穴，可适当放血，每日1次。

第二节　小儿腹痛

【病名】

壮医病名：勒爷胴尹（壮文：Lwgnyez dungxin）

西医病名：小儿肠炎

【概述】

小儿腹痛是指因多种原因引起小儿腹部，包括肚脐的两旁及耻骨以上部位发生疼痛的一种疾病，一年四季均可发病。

符合外科急腹症指征的小儿腹痛不在本病讨论范畴。

【病因病机】

小儿腹痛是由于毒邪侵袭，或乳食积滞，或虫积于内，阻滞谷道，谷道气机不畅而痛；或素体虚弱，阳气不足，运行无力，谷道气机不畅而痛。

【诊断】

1. 主症：腹痛暴急呈绞痛，上下攻冲，阵阵发作，屈腰呻吟；或腹部胀痛，按之痛甚；或腹痛欲泻，泻后痛减；或腹痛如针刺，痛有定处，固定不移，按之痛甚，昼轻夜重；或腹部隐隐作痛喜按，绵绵不休，时作时止，得温则舒，得食暂缓，每于晨间或饭前发作。

2. 兼症：面色苍白，额上汗出，手足欠温，甚至唇色青暗，肠鸣辘辘，得温则舒，遇冷加重，呕吐，大便稀溏，小便清长；或口气秽臭，不思乳食，嗳气腐臭，矢气恶臭，大便酸臭或有完谷，呕吐酸腐，夜卧不安，口渴多饮；或脸色苍白，形体消瘦，精神倦怠，四肢清冷，不思饮食，大便溏薄。

【辨病性】

1. 病性为毒：腹痛暴急呈绞痛，上下攻冲，阵阵发作；或腹部胀痛，按之痛甚；或腹痛欲泻，泻后痛减。

2. 病性为虚：腹部隐隐作痛喜按，绵绵不休，时作时止，得温则舒，得食暂缓，每于晨间或饭前发作。

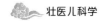
【治疗】

1. 治疗原则。

毒者，祛毒消食，通调谷道，止痛；虚者，补虚，调气止痛。

2. 治疗方法。

（1）内治法。

祛寒毒

生姜、陈皮、红糖各适量，花椒或胡椒少许。水煎服，每日1剂。

祛虫积

槟榔仁或南瓜子仁适量。加适量米醋浸泡半小时，吃槟榔仁或南瓜子仁。

补虚

鲜红苋菜、鲜鸡肉菜各50克，鲜紫苏20克。切碎蒸猪瘦肉适量，每日1剂，分2~3次服。

（2）外治法。

祛毒

①淡豆豉、大砂食盐适量，生姜数片，葱白数茎。共捣烂炒热，用棉布包裹，温熨脐部，同时轻轻揉按，冷后炒热再敷，直至痛止。

②橘皮1个，枫树叶适量，油菜籽、香附子各1汤勺，四季葱头2个。共捣烂，调盐水炒热，温敷脐部。

③茶叶、生盐、酒各适量。共捣烂，加入银器，温敷脐部。

④丁香、肉桂粉适量。加水调成膏状，温敷脐部，每次2小时，每日1次。

⑤肉桂、苍术各3克，黄连、吴茱萸、木香各2克。研末混匀，加米醋适量，调成膏状，温敷脐部，2小时换药1次，每日2次。

⑥揉按中脘穴，分推腹阴阳，摩神阙穴，逆运内八卦。

补虚

①针刺足三里穴、合谷穴、内关穴等穴位。

②温和灸中脘穴、气海穴、关元穴等穴位。

③温香通调散：陈艾叶10 000克，肉桂、高良姜、干姜、山奈各5 000克，吴茱萸、白芷各2 000克。以上诸药粉碎，过50目筛，每次取200~250克装入布袋备用。用前加入米酒50~100毫升，用微波炉加热约10分钟后取出，待其温度适宜后，以脐周为中心顺时针温熨腹部。每次20~30分钟，每日1~2次。

第三节 小儿呕吐

【病名】

壮医病名：勒爷奔鹿（壮文：Lwgnyez baenzrueg）

西医病名：小儿急性胃炎

【概述】

小儿呕吐是指小儿谷道不通，胃气失降，气逆上冲，胃内容物从口而出的一种疾病。

【病因病机】

小儿呕吐是由于邪毒侵袭，从皮肤、口鼻入侵，侵犯脾胃，胃气失和降，气逆上冲；或饮食不节，食物停滞于胃与肠之间，阻滞谷道，胃气不能下行，气逆而上。

【诊断】

1. 主症：呕吐胃内容物，或为糜谷，或为清水痰涎，或为酸腐之食物、腥臭不可闻。

2. 兼症：发热怕冷，全身疼痛，胸部满闷，食欲不佳，大便臭秽或干结。

【辨病性】

病性为毒：发热怕冷，全身疼痛，胸部满闷，食欲不佳，大便臭秽或干结。

【治疗】

1. 治疗原则。

祛毒消食，通调谷道，顺气止呕。

2. 治疗方法。

（1）内治法。

祛湿毒

香薷祛湿止呕汤：大叶香薷、厚朴、白扁豆各6克，十大功劳3克。水煎服，每日1剂，分3次服。

祛寒毒

①山苍子、干姜、高良姜各3克。水煎服，每日1剂，分2次服。

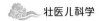
②生姜去皮，切薄片放入口中含服。

祛食积

山楂化积汤：山楂 15 克，槟榔、独角金、叶下珠各 10 克，木香、陈皮、佛手柑各 5 克。水煎服，每日 1 剂，分 3 次服。

（2）外治法。

药线点灸疗法

点灸中脘穴、上脘穴、足三里穴、内关穴、天突穴。视患儿情况，每日施灸 1～3 次。

壮医经筋疗法

取内关穴、足三里穴，用指点穴，由轻到重，每次 15 分钟。

第四节　小儿惊风

【病名】

壮医病名：勒爷狠风（壮文：Lwgnyez hwnjfung）

西医病名：西医学的小儿高热惊厥、中毒性脑病、化脓性脑膜炎、流行性乙型脑炎、结核性脑膜炎、破伤风等疾病出现四肢抽搐等类似症状小儿，可参考本病进行诊治。

【概述】

小儿惊风是以小儿四肢抽搐、神志昏迷为主症的一种疾病。它是婴幼儿时期的常见急症之一，一年四季均可发病，以 1～5 岁小儿多见。

【病因病机】

小儿急惊风

1. 外邪侵袭，阻滞火路，火路的中枢大脑功能紊乱。

2. 饮食不节，痰热积滞，上壅大脑，大脑功能失常。

3. 误食毒物，郁结谷道，气机不利，三气不能同步。

4. 暴受惊恐，惊悸不安。

小儿慢惊风

大吐大泻，或久吐久泻，或病后长期失养，或急惊风久治不愈，或温热病后迁延未愈，使三气不能同步，脏腑虚损，肢体失养。

【诊断】

1. 主症：

小儿急惊风

体热神昏，手足抽搐，唇口撮动，牙关紧闭，两目上视，颈项强直，甚则角弓反张。舌质红，舌苔白厚或黄厚，指纹深紫，脉数。

小儿慢惊风

脸色苍白，精神不振，抽搐无力，或吐或泻，嗜睡露睛，甚则昏睡唇青，四肢冰冷，角弓反张。

2. 兼症：

小儿急惊风

发热，头痛，咳嗽，流涕，咽红，烦躁，呕恶；或身热肢凉，手足心热；或高热，谵妄，呕吐，腹痛，大便腥臭或夹脓血。

小儿慢惊风

不思饮食，呕吐，肚胀，腹痛，大便不通，精神呆滞，脸青，喉间痰鸣；或四肢欠温，夜卧不宁，甚则昏睡不醒，醒则时或啼哭，时或抽搐，脸色时青时赤，大便色青。

【辨病性】

小儿急惊风，病性为毒

发热，头痛，咳嗽，流涕，咽红，烦躁，呕恶；或身热肢凉，手足心热；或高热，谵妄，呕吐，腹痛，大便腥臭或夹脓血。

小儿慢惊风，病性为虚

不思饮食，呕吐，肚胀，腹痛，大便不通，精神呆滞，脸青，喉间痰鸣；或四肢欠温，夜卧不宁，甚则昏睡不醒，醒则时或啼哭，时或抽搐，脸色时青时赤，大便色青。

【治疗】

1. 治疗原则。

小儿急惊风者，祛风痰、湿毒，通谷道，调火路，镇惊止痉；小儿慢惊风者，补虚调气，镇惊止痉。

2. 治疗方法。

（1）内治法。

小儿急惊风

①双钩藤、土防风、薄荷（后下）、紫苏、车前草各 3 克。水煎服，每日 1 剂，分 3 次服。

②四角草、地胆草各 9 克，古羊藤、路边菊各 6 克，竹叶 3 克。水煎服，每日 1 剂，分 3 次服。

③葫芦茶、草决明、满天星、旱莲草各 10 克，两面针 6 克，山栀子 2 个。水煎服，每日 1 剂，分 3 次服。

④土牛膝、红花地桃花各 10 克。水煎服，每日 1 剂，分 3 次服。

⑤地蜈蚣 9 克，八角莲 3 克。水煎服，每日 1 剂，分 3 次服。

⑥地龙 5～6 条。洗净捣烂，开水泡，取汁服，每日 1 剂，分 3 次服。

⑦钩藤 20 克，山芝麻、三叉苦各 15 克。水煎服，每日 1 剂，分 3 次服。

⑧双钩藤、四方藤、扛板归、土黄连各 3 克。水煎服，每日 1 剂，分 3 次服。

⑨白马骨、过山藤各 6 克，龙衣 4.5 克，生姜 3 克，钩藤、生地黄各 3 克。水煎服，每日 1 剂，分 3 次服。

⑩白花蛇舌草、叶下珠各 10 克。水煎服，每日 1 剂，分 3 次服。

⑪路边菊、金锁匙、九龙胆、夜关门、细叶鼠曲草各 6 克。水煎服，每日 1 剂，分 3 次服。

小儿慢惊风

①金锁匙、金耳环、金不换各 6 克。水煎服，每日 1 剂，分 3 次服。

②土狗 3 克。焙干研末，每次 1 克，茶水冲服，每日 3～4 次。

③地龙 1 条。焙干研末，用 1 杯人乳汁送服，每日 3～4 次。

④地龙 2～3 条。水煎取汁，用竹沥、姜汁各 10 毫升冲服，每日 1 剂，分 3 次服。

⑤地龙 1 条，人中白 3 克，芭蕉根 10 克。捣烂，开水冲泡，取汁调白糖服，每日 1 剂，分 3 次服。

（2）外治法。

小儿急惊风

①用三棱针或医用放血针在耳背暴露的静脉血管处，进行轻挑、浅挑，使之出血。

②用三棱针或医用放血针点刺眉中、上关穴、颊车穴、人中穴、下颏穴、肩宗穴、翳风穴、胁下、上臂阴、上臂阳、曲池穴、前臂阴、前臂阳、合谷穴、风市穴、丰隆穴、三阴交穴，每日1次。

③用三棱针、陶针点刺百会穴、十宣穴、人中穴等穴位。

④针刺或指捏人中穴、迎香穴、颊车穴、丝竹空穴等穴位。

⑤用灯芯草点灸肩宗穴、颊车穴、太阳穴、涌泉穴、长强穴、人中穴等穴位。

⑥用灯芯草点灸耳尖、桡骨头隆起中点、外踝中点，每日1次。

⑦用灯芯草点灸眼角外1横指，眼上（下）视灸（上）角；口吐白沫者，灸口角外1横指；四肢抽筋者加灸合谷穴、内庭穴各1壮；二便自出者，加灸长强两侧各1壮，每日1次。

⑧用灯芯草点灸乳头上1横指、曲池穴、印堂穴、上星穴、天庭穴、拇指内侧指甲与横纹间各1壮，从上到下，从左到右，每日1次。

⑨用药线点灸食指风、气、命三关，人中穴旁1横指处，攒竹穴、头维穴、太阳穴、中宫穴、曲池穴、手三里穴、尺泽穴、天枢穴、攒竹穴、肩峰穴等穴位，以及第四腰椎及尾椎骨旁开2横指处。

⑩用药线点灸臂肌、天井穴、外关穴、阳池穴、十宣穴、犊鼻穴、膝眼穴、阳陵泉穴、承山穴、启闭穴等穴位。

⑪四叶莲、苦艾叶、紫苏梗各50克。煎水洗澡，每日1剂。

⑫蕹菜根150克，韭菜根120克。共捣烂，调酒擦拭四肢、躯干。

⑬燕窝泥、皂角炭各30克，雄黄粉9克，血余炭6克。加水共捣成饼，从天突穴往下敷，每3分钟往下移约3厘米，移至心窝为止。

⑭桐油30克，置碗内加热，加入捣烂的草果1个，头发、生姜各适量，鸡蛋1个。用布包鸡蛋温擦头、胸、背及各关节。

⑮隔姜灸天枢穴、少商穴、中脘穴各1壮，每日1次。

小儿慢惊风

①用陶针或医用放血针浅刺攒竹穴、神庭穴、乳根穴、人中穴至出血。

②山姜、生姜、四季葱各适量。切碎，与鸡蛋 1 个调匀，加茶油或桐油 50 毫升炒热，擦患儿胸腹、上肢内侧及手指，同时在十宣穴点刺放血。

③艾灸大椎穴、脾俞穴、命门穴、关元穴、气海穴、百会穴、足三里穴等穴位，每日 1 次。

④针刺内关穴、曲池穴、合谷穴、承山穴、太冲穴、下关穴、颊车穴等穴位。

⑤用药线点灸附分穴、膏肓穴、腰俞穴、内关穴、神门穴、启闭穴、丰隆穴、内庭穴、公孙穴、足三里穴等穴位，每日 1 次，10 次为 1 个疗程。

⑥全蝎、僵蚕、白术、人参、天麻、琥珀、地龙、胆南星各 3 克，石菖蒲、防风各 5 克，加麝香 0.2 克。共研细末，制成药兜，佩戴于脐腹部，15 日换药 1 次。

（3）内外兼治。

小儿急惊风

①金钱草叶适量（1 岁小儿用 1 张半，2～3 岁小儿用 3 张，3～10 岁小儿用 6 张），人字草叶适量。捣烂，开水泡服。同时可用云香精擦患儿背部，针刺手指末端，然后用人字草叶捣烂擦手指。

②用野芋头适量蘸酒从头往下搽，苏醒后取山豆根 6 克，苍耳根 24 克，地龙 4 条，双钩藤 9 克，黄茅根 30 克。水煎服，每日 1 剂，分 3 次服。

③八角莲、半边风、半张叶各 15 克。水煎取汁，分成 2 份，1 份内服，1 份外擦全身，每日 1 剂，分 3 次服。

④黑竹子根适量。水煎取汁，冲少许麝香服，每日 1 剂，分 3 次服。同时，可艾灸百会穴、人中穴、涌泉穴、内关穴等穴位。

⑤蚌花、红花地桃花、夏枯草各 5 克，穿心草、桑白皮各 3 克。水煎服，每日 1 剂，分 3 次服。同时可针刺掌心、眼角、人中穴、下颌穴、百会穴、手脚关节指甲根、尾骨，急救时加刺天突穴、心窝、乳头内侧，从颈椎到尾椎共 7 针。

⑥地桃花根 15 克，野生烟根 9 克。水煎服，每日 1 剂，分 3 次服。同时用陶针或医用放血针浅刺，以出血为度。

小儿慢惊风

小叶九里香、金粟藤、草决明、车前草、海金沙各 5 克。水煎服，每日 1 剂，分 3 次服。同时用鲜大风艾叶适量外擦嘴唇周围、太阳穴以及手足心。

下编 壮医儿科常用方剂

壮医治疗喜用生药，力求简、便、廉、验，无论是外用药还是内服药，大多选用作用大、起效快的鲜品。方剂组方常用 1～3 味药，大多不超过 5 味，以防药多而杂，反而降低疗效。很多壮药方剂在治疗上都具有药简而力宏的特点。

壮医论病，执"毒""虚"两端，在治疗上，除重祛毒外，也注意扶养正气。但壮医补虚，除使用人参、黄芪等补养之品外，多配用血肉有情之品。同时，配合外治法加强调气的治疗。

壮医儿科方剂是壮医临床防病治病的主要手段之一，可根据当地的药物进行选用，不同的地区选用的药物各有特色，不同的医生用药会根据临床经验选用当地不同的药物。

第一章 内治方

第一节 气道病方剂

山芝枇杷大鱼百草汤

【处方】 山芝麻、枇杷叶各 15 克，大叶桉 10 克，鱼腥草 20 克，百部 9 克，甘草 6 克。

【功用】 疏风清热，降气止咳。

【主治】 小儿伤风。

【用法】 水煎服，每日 1 剂，分 3 次服。

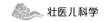

黄皮公根冰糖汤

【处方】 黄皮叶、雷公根、冰糖草各 10 克，山芝麻 15 克，甘草 6 克。

【功用】 疏风清热。

【主治】 小儿伤风。

【用法】 水煎服，每日 1 剂，分 3 次服。

桉叶三草贯众汤

【处方】 大叶桉叶 15 克，三叉苦、连翘、贯众各 10 克，甘草 6 克。

【功用】 疏风清热，通畅气道。

【主治】 小儿伤风。

【用法】 水煎服，每日 1 剂，分 3 次服。

鬼针一点甘蔗汤

【处方】 一点红、鬼针草各 15 克，甘蔗 200 克。

【功用】 解热祛风，畅通水道。

【主治】 小儿伤风。

【用法】 水煎服，每日 1 剂，分 3 次服。

五汁汤

【处方】 荸荠汁、梨汁、鲜芦根汁、麦冬汁、藕汁各适量。

【功用】 清热解毒，热燥止咳。

【主治】 小儿肺热燥咳。

【用法】 以上诸药适量凉服，或煮温后服，每日适量，日服 3 次。

功劳百部枇甘汤

【处方】 鲜百部5 000克，鲜十大功劳茎2 500克，鲜枇杷叶（去毛）1 500 克，鲜甘草 750 克。

【功用】 清热解毒，通气道，止咳嗽。

【主治】 小儿热咳。

【用法】 以上诸药加水 20 升，煎至 10 升，过滤，再加适量黄糖煎沸，取出冷却后装入干净的瓶子中备用。每次服 10～20 毫升，日服 3 次。或按比例酌减用量，水煎服，每日 1 剂，分 3 次服。

热咳方

【处方】 鱼腥草、磨盘根、十大功劳、一点红各 15 克，石仙桃、百部、多麻根、枇杷叶（去毛）、土甘草各 10 克。

【功用】 清热解毒，止咳化痰。

【主治】 小儿热咳。

【用法】 水煎服，每日 1 剂，分 3 次服。

寒咳方

【处方】 野芋头（即卜芥）1 000 克，陈皮、生姜、枇杷叶各 100 克。

【功用】 散寒解毒，化痰止咳。

【主治】 小儿寒痰咳嗽。

【用法】 水煎 8 小时，提取药汁 500 毫升，加白糖 500 克，制成 1 000 毫升糖浆，每日服 30 毫升，日服 3 次，连服 10 天为一疗程。

百马一点出林汤

【处方】 马鞭草、百部各 20 克，不出林 15 克，一点红 30 克。

【功用】 解热毒，通气道，止咳嗽。

【主治】 小儿喘症。

【用法】 水煎服，每日 1 剂，分 3 次服。

寒症哮喘方

【处方】 射干 10 克，麻黄、陈皮各 6 克，生姜 3 片，蚯蚓、土甘草、枇杷叶（去毛）各 15 克。

【功用】 散寒邪，通气道，化痰平喘。

【主治】 小儿寒症哮喘。

【用法】 水煎服，每日 1 剂，分 3 次服。

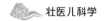

小儿咳喘汤

【处方】 不出林、六月雪各 10 克，一点红、田基黄、枇杷叶各 15 克。

【功用】 解毒祛风，畅通水道，止咳平喘。

【主治】 小儿咳喘。

【用法】 水煎服，每日 1 剂，分 3 次服。

鞭鱼腥黄花汤

【处方】 马鞭草、鱼腥草各 15 克，一枝黄花 10 克。

【功用】 解热祛风，畅通气道，止咳平喘。

【主治】 小儿咳喘。

【用法】 水煎服，每日 1 剂，分 3 次服。

半仙出林汤

【处方】 不出林、石桃仙、半枝莲各 10 克。

【功用】 解热化痰，畅通气道，止咳平喘。

【主治】 小儿哮喘。

【用法】 水煎服，每日 1 剂，分 3 次服。

鹅绸腥草汤

【处方】 鹅不食草、一匹绸各 10 克，鱼腥草 15 克，甘草 100 克。

【功用】 清热止咳。

【主治】 小儿百日咳。

【用法】 水煎服，每日 1 剂，分 3 次服。

部枇节草汤

【处方】 百部、甘草各 6 克，肿节风 50 克，枇杷叶（去毛）、冰糖草各 10 克。

【功用】 祛风邪，通气道，止咳嗽。

【主治】 小儿百日咳。

【用法】 水煎服，每日 1 剂，分 3 次服。

鹅不食鱼腥汤

【处方】 鲜鹅不食草、鲜鱼腥草各 10 克，甘蔗 500 克。

【功用】 清热解毒，止咳化痰。

【主治】 小儿百日咳。

【用法】 水煎服，每日 1 剂，分 3 次服。

磨盘杷叶甘蔗汤

【处方】 磨盘草 20 克，枇杷叶（去毛）15 克，甘蔗 500 克。

【功用】 清热解毒，止咳化痰。

【主治】 小儿百日咳。

【用法】 水煎服，每日 1 剂，分 3 次服。

一点百部腥草汤

【处方】 一点红、马鞭草、百部、鱼腥草、石机桃各 10 克。

【功用】 清热，止咳，化痰。

【主治】 小儿气管炎。

【用法】 水煎服，每日 1 剂，分 3 次服。

薄荷双花汤

【处方】 薄荷地、野菊花、葫芦茶、地胆头、金银花、麦门冬、淡竹叶、鱼腥草各 10 克。

【功用】 清热解毒，止咳化痰。

【主治】 小儿上呼吸道感染。

【用法】 水煎服，每日 1 剂，分 3 次服，连服 5～7 日。

十大功劳竹叶汤

【处方】 十大功劳、淡竹叶、土牛七、鬼针草、马鞭草、金银凤、金银花、板蓝根、茅根、葫芦茶各 10 克，山豆根、穿心莲各 5 克。

【功用】 清热利咽。

【主治】 小儿急性咽喉炎。

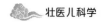

【用法】 任选其中 3～5 种药，水煎服，每日 1 剂，分 3 次服。

止咳方

【处方】 板蓝根、金银花、穿心莲、百部、枇杷叶、马鞭草、淡竹叶、多麻根、土甘草各 10 克，七叶一枝花 5 克，木黄连、白花蛇舌草各 15 克，鱼腥草 30 克。

【功用】 清热解毒，止咳化痰。

【主治】 小儿急性支气管炎。

【用法】 任选其中 3～5 种药，水煎服，每日 1 剂，分 3 次服。

金银花散

【处方】 金银花、杏仁、半枝莲、田基黄、白皮、枇杷叶（去毛）各 10 克。

【功用】 清热解毒止咳。

【主治】 小儿肺炎。

【用法】 水煎服，每日 1 剂，分 3 次服。

鱼腥石膏方

【处方】 鱼腥草、生石膏各 60 克。

【功用】 清热止咳。

【主治】 小儿肺炎。

【用法】 水煎服，每日 1 剂，分 3 次服。生石膏为重剂，必须徐徐温饮，避免药力直达下焦，引起腹泻。每次 50 毫升，30 分钟服一次。

第二节　谷道病方剂

消积夜啼汤

【处方】 鹅不食草 20 克，独脚金、金钱草、夜关门各 15 克，鸡内金 4 克，蝉蜕 3 克。

【功用】 消疳积，化食滞，补肝安神。

【主治】　小儿疳积。

【用法】　以上诸药共研细末，混匀。每日 1～2 次，每日 1～2 克，与适量猪肝或鸡肝共煎服，或开水冲服。

疳积散

【处方】　鹅不食草、鸡内金、陈皮、砂仁、独角金各 20 克。

【功用】　消疳积。

【主治】　小儿疳积。

【用法】　将以上诸药晒干，研粉过筛，瓶装备用。每次用 5～10 克，开水冲服，或与猪瘦肉蒸吃。

独角金钱汤

【处方】　独角金 3 克，金钱草 15 克。

【功用】　消积化滞。

【主治】　小儿疳积。

【用法】　以上诸药共研细末，每日 2～3 克，与适量猪肝或猪瘦肉（剁碎）蒸服，日服 2 次。

清热止泻汤

【处方】　凤尾草、救必应、地桃花各 15 克，铁苋菜、十大功劳、车前草、桃金娘各 10 克。

【功用】　清热解毒，利湿止泻。

【主治】　小儿腹泻。

【用法】　水煎服，每日 1 剂，分 2～3 次服。

二苋汤

【处方】　鲜刺苋菜、鲜马齿苋各 20 克。

【功用】　解毒止泻。

【主治】　小儿腹泻。

【用法】　水煎服，每日 1 剂，分 3 次服。

银花枫叶汤

【处方】 枫树叶 20 克，金银花 10 克。

【功用】 解毒止泻。

【主治】 小儿腹泻。

【用法】 水煎服，每日 1 剂，分 3 次服。

凤尾炭母汤

【处方】 火炭母 20 克，凤尾草 15 克。

【功用】 清热，利湿止泻。

【主治】 小儿腹泻。

【用法】 水煎服，每日 1 剂，分 3 次服。

金娘凤尾功劳汤

【处方】 桃金娘根 20 克，凤尾草、十大功劳各 15 克。

【功用】 清热解毒，止泻止痢。

【主治】 小儿腹痢。

【用法】 水煎服，每日 1 剂，分 3 次服。

飞扬凤尾齿苋汤

【处方】 马齿苋 20 克，大飞扬、凤尾草各 15 克。

【功用】 清热解毒，止痢。

【主治】 小儿腹痢。

【用法】 水煎服，每日 1 剂，分 3 次服。

盘子一点汤

【处方】 一点红 20 克，无毛算盘子叶 10 克。

【功用】 清热解毒，止痢。

【主治】 小儿腹痢。

【用法】 水煎服，每日 1 剂，分 3 次服。

枇杷杉木内金汤

【处方】 地枇杷 10 克，杉木皮 20 克，鸡内金 5 克。

【功用】 消食。

【主治】 小儿消化不良。

【用法】 水煎服，每日 1 剂，分 3 次服。

穿心莲方

【处方】 鲜穿心莲 10 克。

【功用】 清热消食。

【主治】 单纯性消化不良。

【用法】 捣烂和开水调匀取其汁，分 3 次服。

凤尾碳母番石榴汤

【处方】 凤尾草、火炭母、番石榴嫩叶、叶下珠、车前草、十大功劳各
10 克。

【功用】 健胃消食。

【主治】 小儿消化不良。

【用法】 水煎服，每日 1 剂，分 3 次服。

凤尾石榴方

【处方】 凤尾草、番石榴叶各 10 克。

【功用】 燥湿健脾。

【主治】 消化不良。

【用法】 水煎服，连服 2～3 日。

山楂麦芽汤

【处方】 山楂、麦芽各 15 克。

【功用】 消食化积。

【主治】 小儿食积。

【用法】 水煎服，每日 1 剂，分 3 次服。

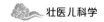

山楂陈皮方

【处方】 山楂炭 50 克，陈皮 4 克。

【功用】 止泻。

【主治】 小儿腹泻。

【用法】 研末加适量白糖调好，分 3 次服。

双金莲蓮葫基汤

【处方】 独脚金、鸡内金、旱莲草、葫芦茶、田基黄、鹅不食草、叶下珠各 10 克，野荞麦根 100 克。

【功用】 健脾消食，开胃补虚。

【主治】 小儿疳积。

【用法】 根据病情及当地药源，以上诸药选 1～3 种，水煎服，每日 1 剂，分 3 次服。

金茶珠君方

【处方】 独脚金、葫芦茶、叶下珠各 10 克，使君子 6 克。

【功用】 清热消积。

【主治】 小儿疳积。

【用法】 水煎服，每日 1 剂，分 3 次服。

开胃汤

【处方】 白芍、茯苓、陈皮、麦芽各 10 克，砂仁、半夏、甘草、山药、白扁豆、鸡内金、山楂各 5 克。

【功用】 健脾利湿，消食化积。

【主治】 小儿厌食症。

【用法】 水煎服，每日 1 剂，分 3 次服。

白金陈皮粉

【处方】 白术、鸡内金、陈皮各 30 克。

【功用】 健脾理气。

【主治】　小儿厌食症。

【用法】　以上诸药共研粉，开水冲服，每日 1～3 次。

桑螵蛸方

【处方】　桑螵蛸、党参各 30 克，菖蒲、远志、五味子、五倍子、当归、茯苓各 10 克，龟板 15 克。

【功用】　健脾理气，固精摄涎。

【主治】　小儿流涎症。

【用法】　将以上诸药晒干研粉，每次 6 克，开水冲服，每日 3 次。

白术益智仁汤

【处方】　白术、益智仁各 5 克。

【功用】　益气健脾摄涎。

【主治】　小儿流涎症。

【用法】　水煎服，每日 1 剂，分 3 次服。

第三节　水道病方剂

千斤黄花汤

【处方】　千斤拔、黄花倒水莲、土人参各 15 克。

【功用】　补气血，止虚汗。

【主治】　小儿汗多症。

【用法】　水煎服，每日 1 剂，分 3 次服。

桑螵蛸益智仁汤

【处方】　桑螵蛸、益智仁各 10 克。

【功用】　补肾固精缩尿。

【主治】　小儿遗尿症。

【用法】　水煎服，每日 1 剂，分 3 次服，连服 3～7 日为 1 个疗程。

水肿方

【处方】 磨盘草、车前草各 20 克，路边青、玉米须、淡竹叶、茅根、葫芦茶、益母草各 15 克。

【功用】 利水。

【主治】 小儿水肿。

【用法】 水煎服，每日 1 剂，分 3 次服。

肾炎煎剂

【处方】 粪箕笃、车前草、苍耳草根、肾茶各 15 克。

【功用】 解毒消炎，利尿消肿。

【主治】 小儿急慢性肾炎。

【用法】 水煎服，每日 1 剂，分 3 次服，连服 15～20 日为 1 个疗程。

尿路感染煎剂

【处方】 金钱草、海金沙、凤尾草、淡竹叶、葫芦茶、车前草各 15 克。

【功用】 解毒，消炎，利尿。

【主治】 小儿尿路感染。

【用法】 水煎服，每日 1 剂，分 2 次服，连服 3～7 日为 1 个疗程。

小儿盗汗方

【处方】 北芪 18 克，浮小麦 12 克。

【功用】 补虚止汗，调理水道。

【主治】 小儿盗汗。

【用法】 水煎服，每日 1 剂，分 3 次服。

第四节　龙路病、火路病方剂

清热退黄汤（十两功劳蒲鸡板蓝汤）

【处方】 鸡骨草、十两叶各 10 克，南板蓝根 6 克，十大功劳、蒲公英各 3 克。

【功用】　清热解毒，利湿退黄。

【主治】　小儿黄病。

【用法】　水煎服，每日 1 剂，分 3 次服。

江南猪肝汤

【处方】　望江南嫩叶、猪肝各 50 克。

【功用】　补肝，养血，明目。

【主治】　小儿夜盲症。

【用法】　望江南叶洗净，猪肝切小片，共煮熟，汤、肝、叶一起服食。

鸭脚薄荷汤

【处方】　鸭脚菜 50 克，薄荷 20 克。

【功用】　清热凉血。

【主治】　小儿急性荨麻疹。

【用法】　水煎服，每日 1 剂，分 3 次服。

第五节　传染病、 毒病方剂

鬼针银花汤

【处方】　金银花、鬼针草各 10 克。

【功用】　清热解毒。

【主治】　小儿水痘。

【用法】　水煎服，每日 1 剂，分 3 次服。

清解消肿汤

【处方】　葫芦茶、木黄连各 10 克，金银花、板蓝根各 20 克。

【功用】　清热解毒。

【主治】　小儿痄腮。

【用法】　水煎服，每日 1 剂，分 3 次服。

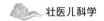

金根一点功劳汤

【处方】 金银花、板蓝根、一点红各 15 克，十大功劳 10 克。

【功用】 清热解毒消疹。

【主治】 小儿麻疹。

【用法】 水煎服，每日 1 剂，分 3 次服。

金蓝青连汤

【处方】 金银花、板蓝根、大叶青、木黄连各 10 克。

【功用】 清热解毒。

【主治】 水痘。

【用法】 水煎冲白糖，分 3 次服。

桑白鱼腥草汤

【处方】 桑白皮、鱼腥草、一箭球、马齿苋各 10 克，七叶一枝花 5 克。

【功用】 止咳化痰。

【主治】 小儿百日咳。

【用法】 水煎服，每日 1 剂，分 3 次服，连服 10～15 日。

百部出林枇杷汤

【处方】 百部、鹅不食草、不出林、扛板归、枇杷叶（去毛）、土甘草各 10 克。

【功用】 止咳化痰。

【主治】 小儿百日咳。

【用法】 水煎服，每日 1 剂，分 3 次服。

公英双花根草汤

【处方】 蒲公英、野菊花、板蓝根、茅根、夏枯草、金银花、鱼腥草各 10 克。

【功用】 清热解毒消肿。

【主治】 小儿流行性腮腺炎。

【用法】 水煎服，每日 1 剂，分 3 次服。

七叶地龙白公根汤

【处方】　七叶一枝花 3 克，地龙、白茅根、板蓝根、夏枯草、蒲公英、鱼腥草各 10 克。

【功用】　清热解毒。

【主治】　小儿流行性腮腺炎。

【用法】　水煎服，每日 1 剂，分 3 次服。

蓝花茶汤

【处方】　板蓝根、金银花、葫芦茶各 15 克。

【功用】　清热解毒。

【主治】　小儿流行性腮腺炎。

【用法】　水煎服，每日 1 剂，分 3 次服。

金银花板蓝根汤

【处方】　金银花、板蓝根各 10 克，甘草 5 克。

【功用】　清热解毒。

【主治】　小儿水痘。

【用法】　水煎服，每日 1 剂，分 3 次服，连服 3～5 日。

葫芦茶雷公根汤

【处方】　葫芦茶、雷公根各 10 克，白糖 20 克。

【功用】　清热利湿。

【主治】　小儿水痘。

【用法】　水煎服，每日 1 剂，分 3 次服。

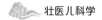

第二章 外治方

第一节 气道病方剂

驱寒感冒方

【处方】 生姜、葱白、柳树枝、桂枝、荆芥各等量。

【功用】 祛风散寒止痛。

【主治】 小儿风寒感冒。

【用法】 煎汤先熏后洗头面部或全身。

风热感冒方

【处方】 葱白、青蒿、李树叶各适量。

【功用】 祛风退热。

【主治】 小儿风热感冒。

【用法】 煎汤先熏后洗全身。

黄瓜霜

【处方】 黄瓜霜少许，加适量冰片。

【功用】 清热解毒，消肿止痛。

【主治】 小儿急性咽喉炎、扁桃体炎。

【用法】 研成细末，吹入患处。

生姜葱白萝卜汤

【处方】 生姜 10 克，葱白 6 根，萝卜 1 个。

【功用】 祛风止咳化痰。

【主治】 小儿伤风咳嗽，痰多有泡沫。

【用法】 先将萝卜用水煮熟，再放姜、葱，煮成一碗，一次服完。再用生姜煨熟，趁热擦患者背部。

第二节　谷道病方剂

苏木香附桃仁方

【处方】 苏木、香附、桃仁各适量，黄酒少许。

【功用】 散寒止痛。

【主治】 小儿腹痛。

【用法】 炒热后热熨脐下疼痛处。

白胡椒陈皮茶辣散

【处方】 白胡椒、陈皮、茶辣各 10 克。

【功用】 温胃理气，止痛。

【主治】 小儿消化不良。

【用法】 研粉，每次取 1～2 克用粥调成糊状敷脐部，一般敷 1～2 次即愈。

白胡椒砂仁吴萸散

【处方】 白胡椒、砂仁、吴茱萸各 5 克。

【功用】 散寒止痛，止泻。

【主治】 小儿泄泻。

【用法】 将上药共研粉装瓶备用，每次用 2～3 克药粉，用粥调均匀敷在脐上，外用伤湿止痛膏固定，再用艾火温灸 10 分钟。每日用艾灸 2～3 次，2～3 日即愈。

内白陈砂散

【处方】 鸡内金、白胡椒、陈皮、砂仁各 10 克。

【功用】 消食理气，温中健脾。

【主治】 小儿疳积。

【用法】 将以上诸药研粉，用粥调成糊状并做成小药饼敷在脐上，外用伤湿止痛膏固定，艾火灸 10 分钟，配合针挑四缝穴，效果更佳。

小儿泄泻药罐方

【处方】 鸡内金 30 克，陈皮 15 克，谷芽、人苋、凤尾草各 20 克。

【功用】 健胃消食，止泻。

【主治】 小儿泄泻。

【用法】 将以上诸药用纱布包好，加适量水，加盖煎煮约半小时，再将竹罐放入药液煎煮约半小时后取出。将神阙穴、脾俞穴、胃俞穴、大肠俞穴、天枢穴、足三里穴、上巨虚穴以上穴位分为三组，拔罐，交替使用，留罐 5 分钟。煮罐时，可放数条毛巾于药水内同煮，启罐后用镊子将锅中的毛巾取出拧干，稍凉后轻敷于腹部，凉则换之，反复 2～3 次。每日治疗 1 次。

小儿泄泻滚蛋方

【处方】 麦芋、鸡内金、蒿根、白花蛇舌草各 10 克，鸡蛋 2 个。

【功用】 温中止泻。

【主治】 小儿泄泻。

【用法】 加水 750～1 000 毫升，将上述诸药与蛋同煮。文火煎煮约 1 小时，并随时补充损失的水。取煮好的温热蛋（去壳）1 个，趁热在腹部反复滚动热熨，以神阙穴为中心，纵向从中脘穴至关元穴来回滚动 20 多次，横向在两侧天枢穴间来回滚动 20 多次。蛋冷却后换热蛋，两蛋交替使用。滚蛋后，令患者盖被静卧即可。

小儿厌食症药罐方

【处方】 鹅不食草、金钱草各 60 克，紫背金牛、骨补碎各 40 克，独角疳 20 克。

【功用】 补肾健胃消食。

【主治】 小儿厌食症。

【用法】 将以上诸药用纱布包好，加适量水，加盖煎煮约半小时，再将竹罐放入药液煎煮约半小时后取出。在中脘穴、脾俞穴、胃俞穴、天枢穴、足三里穴以上穴位采用刺络拔罐法，留罐 10 分钟。可配合三棱针点刺四缝穴。隔日治疗 1 次，5 次为 1 个疗程。

小儿积滞药罐方

【处方】 布渣叶 60 克，淮山 50 克，山楂、金银花各 45 克，葛根、青皮各 30 克。

【功用】 清热解毒，消食导滞。

【主治】 小儿积滞。

【用法】 将以上诸药用纱布包好，加适量水，加盖煎煮约半小时，再将竹罐放入药液煎煮约半小时后取出。将脾俞穴、胃俞穴、大肠俞穴、天枢穴、足三里穴等穴位分为两组，采用梅花针扣刺拔罐，留罐 10 分钟。可配合三棱针点刺四缝穴。隔日治疗 1 次，5 次为 1 个疗程。

第三节　水道病方剂

芭蕉皮汤

【处方】 芭蕉树皮 200～500 克。

【功用】 敛汗。

【主治】 小儿盗汗。

【用法】 水煎取汤外洗，每日 2 次。

胡椒五倍子散

【处方】 胡椒、五倍子各适量。

【功用】 温中固摄。

【主治】 小儿遗尿。

【用法】 以上两味药共研成粉，每次用 2 克水调成糊状填入脐中，用伤湿止痛膏固定，每日换药 1 次，连敷 3～7 日为 1 个疗程。

小儿遗尿药罐方

【处方】 土黄芪 75 克，桑螵蛸、桑葚子各 60 克。

【功用】 补肾固摄。

【主治】 小儿遗尿。

【用法】 将以上诸药用纱布包好，加适量水，加盖煎煮约半小时，再将竹罐放入药液煎煮约半小时后取出。将气海穴、关元穴、中极穴、脾俞穴、肾俞穴、膀胱俞穴、足三里穴、三阴交穴以上穴位分为两组，先用毫针针刺，得气后出针拔罐，留罐 5～10 分钟。煮罐时，可放数条毛巾于药水内同煮，启罐后用镊子将锅中的毛巾取出拧干，稍凉后轻敷于腰部或下腹部，凉则换之，反复 2～3 次。隔日治疗 1 次，10 次为 1 个疗程。

蓖麻五倍子方

【处方】 蓖麻子 100 克，五倍子 20 克。

【功用】 消肿拔毒，涩肠止泻。

【主治】 小儿脱肛。

【用法】 捣烂炒热，旋熨头顶百会穴处，并从尾骶处向上熨。

雷公根汤

【处方】 雷公根适量。

【功用】 清热解毒消肿。

【主治】 新生儿肛门肿烂。

【用法】 水煎外洗患处。

第四节　龙路病、火路病方剂

止惊散

【处方】 麻黄 12 克，甘草 60 克，蝉蜕、全蝎、僵蚕各 21 枚，胆南星 30 克，白附子、防风、川乌、川芎、天麻、白芷、木香各 15 克，干姜 12 克，牛黄、冰片、轻粉各 6 克，麝香 3 克，朱砂、黄雄各 24 克。

【功用】 安神定志，祛风止痉。

【主治】 小儿急惊风、风病诸症。

【用法】 以上诸药研为细末，前 14 味药煎取浓汁，加蜂蜜做成药膏，再入后 6 味药，揉捏成药锭子，临用时将药锭子蘸少量淡姜汤，温熨小儿前胸、后背。

生姜大蒜白酒汁

【处方】 生姜 50 克，大蒜头 10 克，50 度白酒 200 毫升。

【功用】 散寒止痛。

【主治】 小儿惊风。

【用法】 将生姜、大蒜头捣烂放入碗内，用白酒浸 15 分钟后，搽患儿全身，再配合耳尖、十宣穴放血效果更佳。

小儿高热药罐方

【处方】 金银花、地桃花、淡竹叶、路边菊各 45 克，十大功劳、土牛膝、萝芙木各 30 克。

【功用】 清热解毒退热。

【主治】 小儿高热。

【用法】 将以上诸药用纱布包好，加适量水，加盖煎煮约半小时，再将竹罐放入药液煎煮约半小时后取出。用三棱针在大椎穴、曲池穴上点刺出血，然后拔罐，留罐 5 分钟。

小儿高热滚蛋方

【处方】 生姜 30 克，葱白 9 根，艾叶 16 克，鸡蛋 2 个。

【功用】 退热。

【主治】 小儿高热。

【用法】 加水 750～1 000 毫升，捣烂生姜、葱白、艾叶与蛋同煮。共煎煮约 1 小时，并随时补充损失的水。取煮好的温热蛋（去壳）1 个，趁热在头部、额部、颈部、胸部、背部、四肢、手心及足心依次反复滚动热熨，以颈部、胸部、背部为重点，直至微汗为止。滚蛋后，令患儿盖被静卧即可。

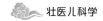

第五节　传染病、毒病方剂

七叶一枝花散

【处方】　七叶一枝花块根50克。

【功用】　解毒消炎。

【主治】　各种小儿皮炎、流行性腮腺炎、带状疱疹、疔疮、蛇咬伤。

【用法】　将此药切片晒干，研粉过筛，装瓶备用。用此药调醋外搽患部，或取3～5克冲开水服。

木鳖子散

【处方】　木鳖子10粒。

【功用】　消炎，消肿。

【主治】　小儿疮疖、流行性腮腺炎、带状疱疹、甲沟炎。

【用法】　将木鳖子捣碎，装瓶备用。用此药调醋湿敷患处。

足浴散

【处方】　五月艾2 000克，青蒿、大风叶、桉树叶、香茅各3 000克，水菖蒲1 000克。

【功用】　活血，行气，杀虫，止痒，舒筋。

【主治】　小儿杀虫脚痒、疲劳、足跟痛，有保健作用。

【用法】　将以上诸药切细晒干，粉碎机（50目左右）打成粗粉，密封备用。每次取50～100克，用布包放入50℃热水浸泡，洗脚、泡脚15～30分钟。

浮萍透疹汤

【处方】　浮萍、鲜芫荽（香菜）各20克，西河柳15克，蝉蜕10克。

【功用】　解表透疹。

【主治】　小儿麻疹疹出不畅或欲出不出者。

【用法】　以上4味药均切碎，加入800毫升水，锅口用厚纸或湿纱布盖住，再加锅盖盖上，煮沸。然后令患儿坐在床上蚊帐内，将锅靠近床边，蒸汽由锅口徐徐喷出熏蒸（患儿不必脱衣服）至无气喷出。每日 1 次，每次 1 剂，至麻疹出透为止。

韭菜方

【处方】韭菜 60 克，米酒 60 毫升。

【功用】补肾助阳。

【主治】新生儿硬皮病。

【用法】将韭菜切段炒熟，加米酒拌匀，用纱布包好搽患处，每次 15～20 分钟，每日 1 次，7 日为 1 个疗程。可连用几个疗程。

鲜水芹方

【处方】鲜水芹适量。

【功用】清热解毒消肿。

【主治】小儿痄腮。

【用法】捣烂取汁加酸醋服，外搽患处。

黄豆汤

【处方】黄豆适量。

【功用】解毒。

【主治】小儿丹毒。

【用法】水煎浓汁搽患处。

芫荽方

【处方】芫荽 30～50 克。

【功用】发表透疹。

【主治】麻疹不透。

【用法】捣烂，酒炖热，布包，避风外搽患者前胸及背后。

芫荽子方

【处方】芫荽子 10 克。

【功用】清毒润肤。

【主治】小儿秃疮。

【用法】加茶油 20 毫升同煎沸约 10 分钟，用油搽患处。

假蒟方

【处方】假蒟叶数片。

【功用】祛风利湿，消肿止痛。

【主治】小儿雪口。

【用法】煎水洗涤口腔。

地龙浆

【处方】蚯蚓数条，等量白糖。

【功用】消肿。

【主治】小儿腮腺炎。

【用法】将蚯蚓洗净放碗内，加入等量白糖，白糖使蚯蚓分泌出一种流体，半小时后，用此流体涂在腮腺炎处，每日涂 3～10 次，再配合内服药，效果更佳。

木鳖子散

【处方】木鳖子 3 粒。

【功用】散结消肿。

【主治】小儿流行性腮腺炎。

【用法】捣烂泡醋，外搽患部。

车前子粉

【处方】车前子 15 克。

【功用】渗湿。

【主治】小儿脐出水。

【用法】 将车前子炒干研粉填入肚脐，外用胶布固定，每日换药 1 次，3～5 日即愈。

九里明火炭母汤

【处方】 九里明、火炭母各 100 克。

【功用】 清热利湿，凉血解毒。

【主治】 小儿脐感染。

【用法】 将以上诸药入锅加水 3 000～4 000 克，煎开过滤洗脐部，然后放些黄连素粉，每日 1 次，连洗 3～5 日为 1 个疗程。

芭蕉皮冰薄茶散

【处方】 干芭蕉皮 1 升，冰片 10 克，薄荷脑 5 克，茶油 50 毫升。

【功用】 清热解毒，收涩止痒。

【主治】 小儿湿疹。

【用法】 将干芭蕉皮烧成炭，研粉配上冰片、薄荷脑、茶油共调成糊状，搽在患处，每日 1 次，连搽 7～10 日为 1 个疗程，配合艾灸、火灸局部效果更佳。

小儿百日咳药罐方

【处方】 一点红、鱼腥草、枇杷叶各 50 克，鹅不食草 30 克。

【功用】 清热解毒止咳。

【主治】 小儿百日咳。

【用法】 将以上诸药用纱布包好，加适量水，加盖煎煮约半小时，再将竹罐放入药液煎煮约半小时后取出。采用轻刺激手法，用毫针在膻中穴、大椎穴、身柱穴、肺俞穴、风门穴等穴位浅刺，出针后拔罐，留罐 5～10 分钟。每日治疗 1 次。

小儿痄腮药罐方

【处方】 金银花、野菊花、鬼针草、板蓝根、雷公根各 50 克。

【功用】 清热解毒，消肿止痛。

【主治】 小儿痄腮。

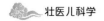

【用法】 将以上诸药用纱布包好,加适量水,加盖煎煮约半小时,再将竹罐放入药液煎煮约半小时后取出。用三棱针在大椎穴、曲池穴、合谷穴、外关穴、颊车穴、风池穴以上穴位点刺,然后拔罐,留罐5~10分钟。煮罐时,可放数条毛巾于药水内同煮,启罐后用镊子将锅中的毛巾取出拧干,稍凉后轻敷于患处,5~10分钟后换之,反复2~3次。

脓疱疮外洗方

【处方】 穿心莲、桉树叶、苍耳草各200克。

【功用】 清热解毒。

【主治】 小儿脓疱疮。

【用法】 水煎外洗,每日3次,连洗2~3日。

九里明双叶方

【处方】 九里明、柚子叶、黄皮果枝叶各200克。

【功用】 清热解毒消肿。

【主治】 小儿脓疱疮。

【用法】 水煎外洗,每日2次,洗后要换干净的衣服,连洗2~3日。

穿心莲汤

【处方】 穿心莲30克。

【功用】 清热解毒。

【主治】 小儿水痘。

【用法】 水煎服,每日1剂,分3次服。

小儿水痘外洗方

【处方】 千里光100克。

【功用】 清热解毒。

【主治】 小儿水痘。

【用法】 水煎外洗。

荨麻疹外洗方

【处方】 薄荷、香茅、艾叶、青蒿各 20 克。

【功用】 清热解毒，透疹。

【主治】 小儿急性荨麻疹。

【用法】 水煎外洗。

荨麻疹外擦方

【处方】 韭菜适量。

【功用】 止痒消肿。

【主治】 小儿急性荨麻疹。

【用法】 火上烤热，外擦患处。

芭蕉皮粉

【处方】 芭蕉皮适量。

【功用】 解毒消肿止痒。

【主治】 小儿糜烂型湿疹。

【用法】 芭蕉皮晒干，烧灰研粉，以茶油调成糊状涂擦患处。

第三章　食疗方

第一节　气道病食疗方

芥菜粥

【处方】 芥菜 100 克，粳米 50 克，食盐、油适量。

【功用】 宣肺豁痰，温中利气。

【主治】 小儿支气管炎。

【用法】 芥菜洗净切细，粳米淘净，一同放入锅内，加入清水 500 毫升，武火烧开，改用文火熬煮成粥，调入油盐即成。每日 1 次，做早餐温热服食。

四仁汤

【处方】 白果仁、甜杏仁、胡桃仁、花生仁各适量，鸡蛋 1 个。

【功用】 宣肺豁痰。

【主治】 小儿支气管炎。

【用法】 上述 4 味中药洗净、烘干，研成细末，每次取混合药末 20 克，加入鸡蛋和适量清水煮成一小碗。每日 1 次，早晨空腹服食，连服 6 个月。

白兰花粥

【处方】 白兰花 4 朵，红枣 10 枚，粳米 50 克，白糖适量。

【功用】 生津止渴，润肺定喘。

【主治】 肺燥喘咳。

【用法】 粳米、红枣洗净，一同放入锅内，加入清水 500 毫升，武火烧开，改用文火熬煮成粥。粥将熟时，加入白兰花、白糖，稍煮即成。每日 1 次，早晨空腹温热服食。

葱白糯米粥

【处方】 长 3 厘米的硕大葱白 5 段，糯米 60 克，生姜 5 片，米醋 5 毫升。

【功用】 散寒祛风。

【主治】 风寒感冒。

【用法】 葱白洗净，糯米淘洗干净与生姜一同放入砂锅内，加入清水 500 毫升熬煮。粥熟时，加入米醋适量。每日 2 次，温热服食。

紫苏粳米粥

【处方】 紫苏 15 克，粳米 50 克。

【功用】 发汗解表，温中养胃。

【主治】 呕吐。

【用法】 粳米淘洗干净入锅，加入清水 500 毫升，武火烧开，改用文火熬煮。粥将熟时，加入紫苏，稍煮即成。每日 2 次，温热服食。

芥菜百合粥

【处方】 鲜芥菜 150 克，百合 30 克，粳米 100 克，食盐、味精、麻油各适量。

【功用】 清热解毒，润肺止咳。

【主治】 咳嗽。

【用法】 鲜芥菜洗净，切成碎段。百合、粳米洗净入锅，加入清水 1 000 毫升，武火烧开，改用文火慢熬。粥将熟时，加食盐、芥菜，稍煮 2～3 沸，下味精，淋麻油。每日 2 次，空腹温热服食。

杏仁粥

【处方】 杏仁 20 粒，粳米 50 克。

【功用】 止咳平喘。

【主治】 咳嗽，气喘。

【用法】 杏仁洗净去尖。粳米淘洗干净入锅，加入清水 500 毫升，武火烧开，改用文火熬煮。粥将熟时，加入杏仁一同熬煮，粥熟即成。每日 1 次，温热服食。

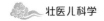

荸荠粥

【处方】 荸荠（马蹄）200 克，糯米 60 克，桂花卤 10 克，白糖适量。

【功用】 清热化痰，消食，生津止渴。

【主治】 咳嗽多痰。

【用法】 荸荠洗净削皮，切成小块。粳米淘洗干净。荸荠、糯米一同放入锅内，加入清水 500 毫升，用文火熬煮。粥熟后调入白糖、桂花卤即成。每日 1 次，温热服食。

枇杷粥

【处方】 枇杷果 6 枚，莎木面（西国米）50 克，白糖适量。

【功用】 润肺止渴，止咳下气。

【主治】 肺热咳喘。

【用法】 枇杷果洗净去核，莎木面浸透后一同放入锅内，加入清水 500 毫升烧开，熬煮成粥，调入白糖即成。每日 1 次，温热服食。

鸭梨粥

【处方】 鸭梨 3 个，粳米 50 克。

【功用】 清热解毒，化痰止咳。

【主治】 咳嗽。

【用法】 鸭梨剖开除核，切成小块。粳米淘洗干净入锅，加入清水 500 毫升，武火烧开，改用文火熬煮至八成熟时，加入鸭梨，煮熟即成。每日 1 次，温热服食。

猪肺粥

【处方】 猪肺 500 克，粳米 100 克，薏苡仁 50 克，姜丝、白酒、食盐、味精、葱末、麻油各适量。

【功用】 清热润肺止咳。

【主治】 肺虚咳嗽。

【用法】 猪肺洗净切块，放入砂锅中，加入清水 150 毫升，倒入白酒。中火煮至七成熟，捞出，切成小方粒。粳米、薏苡仁淘洗干净入锅，加入清水

1 000毫升，武火烧开，加入姜丝和适量猪肺，改用文火熬煮成粥。粥将熟时，加食盐、味精、葱末、麻油，调匀即成。每日2次，空腹温热服食。

蔗浆粥

【处方】甘蔗1 000克，粳米50克。

【功用】补脾养胃，生津止渴，润燥止咳，解酒毒。

【主治】虚热咳嗽。

【用法】甘蔗榨汁。粳米淘洗干净，加水500毫升，武火烧开，改用文火熬成稠粥。粥将熟时，加入蔗汁搅匀，稍煮即成。每日1～2次，不拘时间，温热服食。

竹笋粥

【处方】熟冬笋、粳米各100克，猪肉末50克，食盐、味精、麻油、葱姜末各适量。

【功用】解毒除热，清肺化痰。

【主治】咳嗽。

【用法】熟冬笋洗净切成细丝。锅内放入麻油烧热，下猪肉末稍炒散开，加入冬笋丝、葱姜末、食盐、味精，翻炒入味，盛入碗中。粳米淘洗干净入锅，加入清水1 000毫升，武火烧开，改用文火熬煮。粥将熟时，加入冬笋丝等佐料，稍煮即成。每日1～2次，温热服食。

薏米桃仁粥

【处方】薏苡仁30克，桃仁15克，粳米100克。

【功用】清热利湿，化瘀排脓。

【主治】肺痈。

【用法】薏苡仁、桃仁洗净放入砂锅内，加入清水1 500毫升，煎煮至1 000毫升，去渣留汁锅中。加入淘洗干净的粳米，用文火熬煮成粥。每日2次，温热服食。

蜂房贝母粥

【处方】 蜂房1具,贝母30克,粳米50克,蜂蜜适量。

【功用】 清热祛痰,攻毒消肿。

【主治】 肺痈初期、成脓期。

【用法】 蜂房口灌入蜂蜜,入锅内炒黄,与贝母共研成细末。粳米淘洗干净,加入清水500毫升,煮成稀粥。取药粉放入粥中搅匀,稍煮即成。每日2次,温热服食。

天冬雪梨粥

【处方】 天冬20克,雪梨3个,粳米100克,冰糖适量。

【功用】 润肺止咳。

【主治】 咳嗽。

【用法】 雪梨洗净剖开去核,切成块,与天冬一同放入砂锅内,加入清水1 500毫升,煎至1 000毫升,去渣留汁锅中。加入淘洗干净的粳米、冰糖,用文火熬煮成粥。每日2次,空腹温热服食。

竹叶花粉粥

【处方】 鲜竹叶90克,天花粉20克,粳米100克,冰糖50克。

【功用】 养阴清热,润肺止咳。

【主治】 肺结核。

【用法】 鲜竹叶、天花粉洗净,加入清水1 500毫升,煎煮至1 000毫升,去渣取汁。粳米淘洗干净入锅,倒入药汁,用文火熬煮。粥将熟时,加入冰糖稍煮,糖溶即成。每日2次,温热服食。

黑米杏仁粥

【处方】 杏仁、百合各15克,黑米100克,冰糖适量。

【功用】 滋阴润肺,杀虫止咳。

【主治】 肺虚咳嗽。

【用法】 黑米淘洗干净入锅,加入清水1 000毫升烧开,放入杏仁、百合,用文火熬煮。粥将熟时,加入冰糖稍煮至糖溶即成。每日2次,空腹温热服食。

银鱼粥

【处方】　银鱼（干品）50克，白萝卜、糯米各100克，白酒、葱末、姜末、食盐、猪油、胡椒粉各适量。

【功用】　补虚益肺，止咳利水。

【主治】　虚劳咳嗽。

【用法】　糯米用清水浸泡12小时，洗净。银鱼除去杂质，稍浸泡后洗净。白萝卜洗净，切成细丝。糯米放入锅内，加入清水800毫升烧开，煮至米粒将开花时，加入干银鱼、萝卜丝、白酒、食盐、猪油、葱末、姜末。煮至米烂成粥，下味精、胡椒粉即成。每日2次，温热服食。

百合粥

【处方】　百合60克，糯米250克，白糖100克。

【功用】　清心安神，润肺止咳。

【主治】　咳嗽。

【用法】　百合洗净，糯米浸泡2小时后洗净。糯米、百合一同放入锅内，加入清水2 000毫升，武火烧开，改用文火煮至百合、糯米烂熟。调入白糖，拌匀即成。每日2次，温热服食。

海蜇糯米粥

【处方】　海蜇皮、糯米各100克，白糖适量。

【功用】　健脾化痰。

【主治】　咳嗽。

【用法】　海蜇皮用清水洗净，切成小块，糯米淘洗干净。海蜇皮、糯米放入砂锅，加入清水800毫升，武火烧开，改用文火熬煮成粥。粥熟时，加白糖即成。每日2次，温热服食。

黑豆松子粥

【处方】　黑豆、松子仁、粳米各50克，蜂蜜适量。

【功用】　补虚润肺，养液滑肠。

【主治】　肺燥咳嗽。

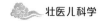

【用法】 黑豆浸泡洗净，松子仁研碎，粳米淘洗干净，一同放入砂锅内。加入清水 500 毫升，武火烧开，改用文火熬煮。粥将熟时，加入蜂蜜，调匀即成。每日 2 次，早、晚温热服食。

沙参麦冬粥

【处方】 北沙参 20 克，麦冬、天花粉、白扁豆各 10 克，粳米 100 克，冰糖适量。

【功用】 清养肺胃，生津润燥。

【主治】 肺燥咳嗽。

【用法】 北沙参、麦冬、天花粉、白扁豆洗净放入砂锅内，加入清水 1 500 毫升，煎煮至 1 000 毫升。加入淘洗干净的粳米，用文火熬煮。粥熟时，加入冰糖，稍煮至糖溶即成。每日 2 次，早、晚温热服食，3 日为 1 个疗程。

杞枣银耳粥

【处方】 枸杞子、银耳各 10 克，红枣 5 枚，粳米 100 克，冰糖适量。

【功用】 补气养血，润肺止咳。

【主治】 肺虚咳嗽。

【用法】 银耳在温水中浸泡后，除去杂质，撕成碎片。枸杞子洗净，粳米淘洗干净，红枣去核。粳米与各药一同放入砂锅内，加入清水 1 000 毫升，武火烧开，改用文火熬煮至银耳熟烂、粥熟时，加入冰糖，稍煮至糖溶即成。每日 2 次，早、晚温热服食。

木耳粥

【处方】 黑木耳 15 克，粳米 30 克。

【功用】 滋阴润肺。

【主治】 咳嗽。

【用法】 黑木耳浸泡半日后洗净，切碎，与淘洗干净的粳米一同放入砂锅内，加入清水 300 毫升，熬煮成粥。每日 2 次，早、晚温热服食。

蜂蜜粥

【处方】 蜂蜜、糯米各 50 克。

【功用】 补中缓急，润肺止咳，润肠通便。

【主治】 肺虚干咳，大便秘结。

【用法】 糯米浸泡洗净入锅，加入清水 400 毫升，用中火熬煮熟后，调入蜂蜜即成。每日 1～2 次，温热服食。

胡椒萝卜方

【处方】 萝卜 1 个，胡椒粉少许，红糖或白糖适量。

【功用】 化痰止咳。

【主治】 风寒咳嗽。

【用法】 在萝卜顶端挖 1 个小洞，用胡椒粉和糖填满洞口，放炭火上烤至萝卜皮呈焦黄色。每晚临睡前趁热吃，连吃 3～5 日。

红薯叶吉祥草汤

【处方】 红薯叶 250 克，吉祥草 10 克，冰糖适量。

【功用】 解毒止咳。

【主治】 肺热咳嗽。

【用法】 水煎服。

山药汁

【处方】 山药粉 30 克（或生山药约 60 克），甘蔗汁适量。

【功用】 健脾补肺。

【主治】 虚喘痰多。

【用法】 山药粉（或生山药捣烂）加入甘蔗汁半碗，炖热服。

甜笋汤

【处方】 甜笋 30 克，冰糖适量。

【功用】 清热消痰。

【主治】 热咳痰多。

【用法】 水煎服。

酸笋汤面

【处方】 酸笋 30 克，面条、大蒜、豆豉、辣椒、盐各适量。

【功用】 祛风散寒。

【主治】 风寒感冒。

【用法】 煮面条 1 碗，服后盖被使出微汗。

藕节汤

【处方】 藕节 10 个，盐适量。

【功用】 清热利咽。

【主治】 咽喉炎。

【用法】 水煎服。

风热感冒方

【处方】 芥蓝根 30 克，紫苏叶 10 克，薄荷叶 10 克，葱白（连须）5 根。

【功用】 祛风退热解毒。

【主治】 风热感冒。

【用法】 加水适量煎服。

芥蓝根咸榄茶

【处方】 芥蓝根 30 克，咸榄 10 个。

【功用】 清热解毒利咽。

【主治】 咽喉痛。

【用法】 水煎代茶饮。

芥蓝根红枣茴香汤

【处方】 芥蓝根 30 克，红枣 10 个，莳萝子（土茴香子）6 克，冰糖或白糖
适量。

【功用】 清热解毒，止咳平喘。

【主治】 咳嗽气喘。

【用法】 水煎服。

白菜汤

【处方】 白菜、冰糖适量。

【功用】 清热止咳。

【主治】 热咳痰多。

【用法】 水煎服。

西洋菜猪骨汤

【处方】 西洋菜250克，猪骨适量，盐适量。

【功用】 清热止咳化痰。

【主治】 肺热痰多咳嗽。

【用法】 煎汤，每日1剂，分2～3次服。

苦荬菜灯芯草汤

【处方】 苦荬菜500克，灯芯草3克。

【功用】 清热解毒利咽。

【主治】 急性咽炎。

【用法】 水煎服，每日1剂，分3次服。

茼蒿陈皮方

【处方】 鲜茼蒿菜500克，陈皮6克。

【功用】 化痰止咳。

【主治】 痰多咳嗽。

【用法】 水煎服，每日1剂，分3次服。

狗肝菜汤

【处方】 狗肝菜60克。

【功用】 祛风清热。

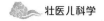

【主治】感冒风热。

【用法】水煎服。

双草汤

【处方】车前草 60 克，鱼腥草 30 克，白糖适量。

【功用】清肺热止咳化痰。

【主治】肺热咳嗽。

【用法】水煎服。

野荞麦根方

【处方】野荞麦根适量。

【功用】清热利咽。

【主治】咽喉肿痛。

【用法】磨醋慢慢咽服。

马齿苋汁

【处方】马齿苋 250 克。

【功用】清热利咽。

【主治】咽喉炎。

【用法】洗净捣烂取汁，分多次含咽。

鱼腥草九节风汤

【处方】鱼腥草 60 克，九节风 30 克。

【功用】清热化痰。

【主治】大叶性肺炎。

【用法】水煎服。

鱼腥草汤

【处方】鱼腥草 60 克，白糖适量。

【功用】清热解毒止咳。

【主治】　热咳。

【用法】　水煎冲白糖服。

第二节　谷道病食疗方

莱菔子粥

【处方】　莱菔子（萝卜籽）15克，粳米50克。

【功用】　行气消积，化食除胀。

【主治】　小儿伤食腹胀或咳嗽多痰。

【用法】　粳米淘洗干净入锅，加入清水500毫升，武火烧开，改用文火熬粥。粥将熟时，放入莱菔子，煮至粥熟。每日2次，早晚温热服食。

四仁橘皮粥

【处方】　甜杏仁、松子仁、火麻仁、柏子仁各10克，橘皮3克，粳米100克，白糖适量。

【功用】　肃肺化痰，润肠通便。

【主治】　肺燥肠闭。

【用法】　甜杏仁、松子仁、火麻仁、柏子仁、橘皮洗净放入砂锅内，加入清水1 000毫升，煎煮至500毫升，去渣留汁锅中。加入淘洗干净的粳米，用中火煮成稀粥。粥熟时，加入白糖，调匀即成。每日2次，温热服食。

橘饼粥

【处方】　橘饼（系用鲜橘与蜂蜜浸制而成）、糯米各100克，白糖适量。

【功用】　理气和胃。

【主治】　腹痛。

【用法】　橘饼切成小粒状。粳米淘洗干净与橘饼一同入锅，加入清水800毫升，用文火熬煮至粥将熟时，调入白糖即成。每日1次，早晨空腹温热服食。

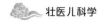

冬瓜桃仁粥

【处方】 桃仁、桔梗各 10 克，冬瓜仁、薏苡仁各 30 克，白及 15 克，粳米 100 克，冰糖适量。

【功用】 润燥滑肠。

【主治】 肠燥便秘。

【用法】 冬瓜仁、白及、桔梗洗净放入砂锅内，加入清水 250 毫升，煎煮至 100 毫升，去渣取汁。桃仁捣碎如泥，加入清水研汁去渣。将药汁、桃仁汁合并。粳米、薏苡仁淘洗干净与混合药汁一同放入锅内，加入清水 1 000 毫升烧开，用文火熬煮。粥将熟时，调入冰糖，稍煮至糖溶即成。每日 2 次，温热服食。

花生粥

【处方】 花生仁、红枣各 50 克，糯米 100 克，冰糖 150 克。

【功用】 润肠通便，健脾健胃，补中益气。

【主治】 胃脘痛。

【用法】 红枣洗净去核，花生仁用清水浸泡 12 小时，洗净，糯米淘洗干净，一同放入砂锅内，加入清水 1 000 毫升烧开。粥熟时，加入冰糖，稍煮至糖溶即成。每日 2 次，温热服食。

柚皮粥

【处方】 鲜柚子皮 1 个，粳米 60 克，葱末、食盐、味精各适量。

【功用】 疏肝理气，健脾开胃。

【主治】 气郁食滞。

【用法】 柚子皮刮洗干净，用清水浸泡 1 天，切块，放入锅内。加入清水 600 毫升，武火烧开，放入淘净的粳米，改用文火熬煮。粥将熟时，加入葱末、食盐、味精，调匀即成。每日 1 次，空腹温热服食。

玫瑰花粥

【处方】 白玫瑰花 5 朵，粳米 100 克，樱桃 10 颗，白糖适量。

【功用】 理气解郁，化湿和中。

【主治】 气郁。

【用法】　白玫瑰花采下后轻轻撕下花瓣，洗净。粳米浸泡半天后洗净入锅，加入清水 800 毫升，武火烧开，改用文火熬煮。粥将熟时，加入白玫瑰、樱桃、白糖，稍煮片刻即成。每日 1 次，温热服食，3～5 日为 1 个疗程。

佛手柑粥

【处方】　佛手柑 15 克，粳米 30 克，冰糖适量。

【功用】　健脾养胃，理气止痛。

【主治】　胃痛。

【用法】　佛手柑洗净放入砂锅内，加入清水 500 毫升，煎煮 30 分钟，去渣留汁锅中。粳米淘洗干净，与冰糖一同放入锅内，熬煮成粥。每日 2 次，早晚温热服食。

香菇粥

【处方】　香菇（干品）15 克，海螵蛸 6 克，白及 10 克，白茯苓 20 克，粳米 200 克，牛奶 250 克。

【功用】　开胃消食，理气化痰，解毒。

【主治】　胃炎。

【用法】　粳米淘洗干净，加入清水浸泡 2 个小时。香菇用水泡发后，洗净。海螵蛸、白及、白茯苓共研成细末。粳米入锅，加入清水 2 000 毫升，武火烧开，投入海螵蛸、白及、白茯苓及香菇，改用文火熬煮 30 分钟。粥熟后，倒入牛奶，再煮沸即成。每日 1 剂，分 3 次服，温热服食。

山楂粥

【处方】　山楂 30 克，粳米 60 克，白糖 10 克。

【功用】　健胃消食通便。

【主治】　便秘。

【用法】　山楂洗净入锅，加入清水 800 毫升，煎煮至 500 毫升，去渣留汁锅中。加入淘洗干净的粳米，文火熬煮成粥。粥熟时，调入白糖，糖溶即成。每日 1 次，温热服食。

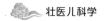

牛脾粥

【处方】 牛脾1具，粳米100克，姜丝、食盐、味精、麻油各适量。

【功用】 补气健脾。

【主治】 脾胃虚弱。

【用法】 牛脾洗净切片，每日取150克与淘洗干净的粳米、姜丝一同放入锅内，加入清水1000毫升，武火烧开，改用文火稍煮成粥。粥熟时，下食盐、味精，淋麻油即成。每日1次，空腹温热服食。

香蕉粥

【处方】 香蕉3条，糯米100克，冰糖适量。

【功用】 暖胃润肠。

【主治】 便秘。

【用法】 糯米淘洗干净，香蕉剥皮切成小块。糯米放入锅内，加入水800毫升，烧开。粥将熟时，加入冰糖和切好的香蕉块，熬煮成粥。每日1次，温热服食。

麻油粥

【处方】 麻油20克，粳米60克，葱末、姜丝、蒜末、味精、食盐各适量。

【功用】 润肠通便，解毒生肌。

【主治】 大便干燥。

【用法】 葱、姜、蒜洗净，葱、蒜切成碎末，姜切成丝。粳米淘洗干净后入锅，加入清水500～600毫升，用武火烧开，改用文火熬煮。粥将熟时，调入葱末、姜丝、蒜末、食盐、味精，淋麻油搅匀，稍煮即成。每日1次，温热服食。

甘薯粥

【处方】 鲜甘薯250克，粳米100克，白糖适量。

【功用】 健脾益胃，强身。

【主治】 脾胃虚弱，大便燥结。

【用法】 鲜甘薯洗净，去皮，切成小粒，粳米淘洗干净。甘薯粒、粳米一同放入锅内，加入清水1000毫升，用武火烧开，改用文火熬煮成粥。粥熟时，调入白糖稍煮片刻即成。每日1～2次，空腹温热服食。

黄芪牛肉粥

【处方】 黄芪、浮小麦各 30 克，牛肉、粳米各 100 克，大枣 10 个，山药 15 克，食盐、姜丝各适量。

【功用】 补脾健胃，益气固表，调和营卫。

【主治】 脾胃气虚。

【用法】 大枣去核，牛肉洗净切成肉片。黄芪、山药、浮小麦、大枣放入砂锅内，加入清水 1 500 毫升，煎煮 30 分钟，去渣留汁锅中。粳米淘洗干净入锅，用文火熬煮成稀粥。粥将熟时，放入牛肉片及食盐、姜丝，煮至肉熟即成。每日 2 次，温热服食。

芦根红米粥

【处方】 鲜芦根 30 克，红米 30 克。

【功用】 清热，生津，止吐。

【主治】 呕吐。

【用法】 鲜芦根洗净，切成小段，放入砂锅内，加入清水 800 毫升，煎煮至 600 毫升，去渣留汁锅中。红米淘洗干净入锅，用文火熬煮成稀粥。每日 2 次，早晚温热服食。

薤须汤

【处方】 薤须 15 克。

【功用】 散寒止泻。

【主治】 小儿寒湿泄泻、大便多泡沫。

【用法】 水煎服，每日 1 剂，分 3 次服。

狗肝菜瘦肉汤

【处方】 狗肝菜、猪瘦肉、盐各适量。

【功用】 清热补虚。

【主治】 小儿疳积烦躁。

【用法】 狗肝菜同猪瘦肉剁碎，加盐适量蒸服。

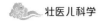

马齿苋汤

【处方】马齿苋 100 克，白糖适量。

【功用】止泻。

【主治】小儿单纯性腹泻。

【用法】马齿苋入锅，加水 300 毫升，煎至 100 毫升，一日分多次冲白糖服。

第三节　水道病食疗方

鲤鱼粥

【处方】苎麻根 10 克，活鲤鱼（约重 500 克）1 尾，糯米 50 克。

【功用】补脾健胃，利水消肿。

【主治】水肿。

【用法】鲤鱼去鳞剖腹除去内脏，洗净，加入适量清水煮汤。苎麻根洗净，放入砂锅，加入清水 250 毫升，煎煮至 100 毫升，去渣留汁。鲤鱼汤、苎麻汁和已淘洗的糯米一同放入锅内，用文火熬煮成粥。每日 2 次，空腹温热服食，5 日为 1 个疗程。

桃花粥

【处方】桃花 75 克，糯米 200 克，蜂蜜 20 克，白糖适量。

【功用】消肿满，下恶气，利宿水。

【主治】水肿。

【用法】糯米浸泡洗净入锅，加入清水 1 500 毫升，武火烧开，改用文火熬煮。至米粒开花时，加入桃花，继续煮至米烂。粥熟时，调入蜂蜜、白糖，搅匀即成。每日 2 次，温热服食。

白果羊肾粥

【处方】白果 1 克，羊肾 1 具，羊肉、糯米各 50 克，葱白 3 克。

【功用】补肾止遗。

【主治】 小儿遗尿。

【用法】 羊肾洗净，除去臊腺、脂膜，切成细粒，葱白洗净切成段，羊肉洗净切成片，糯米淘洗干净，一同放入锅内。加入清水 500 毫升，煮至肉熟米烂即成。每日 2 次，温热服食。

小儿缩尿粥

【处方】 桑螵蛸 5 枚，山茱萸、菟丝子、益智仁各 5 克，覆盆子、糯米各 50 克，白糖适量。

【功用】 补肾涩精缩尿。

【主治】 小儿遗尿。

【用法】 桑螵蛸、山茱萸、覆盆子、菟丝子、益智仁洗净放入砂锅内，加入清水 800 毫升，煎煮至 500 毫升，去渣留汁锅中。加入淘洗干净的糯米，用文火熬煮成粥，下白糖拌匀即成。每日 2 次，早晚温热服食。

猪肚糯米汤

【处方】 猪肚半具，糯米 50 克。

【功用】 补虚，和胃，敛汗。

【主治】 盗汗。

【用法】 猪肚洗净，糯米淘洗干净放入猪肚内包严，用棉线缝严，放入锅内。加入清水没过猪肚面，煮烂即成。每日 2 次，吃猪肚饮汤。糯米晒干研成粉，空腹用糯米汤送服。

猪小肚白果粥

【处方】 猪小肚（膀胱）1 具，白果 150 克，粳米 250 克，荸荠 4 枚，食盐、麻油、葱末、生粉各适量。

【功用】 固肾气，止遗尿。

【主治】 小儿遗尿。

【用法】 白果去衣去芯，荸荠削皮洗净切成片，粳米淘洗干净，用少许食盐腌拌。猪小肚除去油脂，剖开，用少许食盐、生粉揉搓，冲洗干净，在沸水内烫焯。捞出，放在清水中洗净，切成小块。锅内加入清水 2 000 毫升，烧开，粳米入锅，煮至米开花，把白果、荸荠、猪小肚一同放入锅内，熬煮成粥，最后撒入葱末，淋麻油即成。每日 2 次，早晚温热服食，5 日为 1 个疗程。

巴戟苁蓉鸡肠汤

【处方】 巴戟天、肉苁蓉各 12 克，鸡肠 1～2 具，粳米 50 克，姜丝、食盐各适量。

【功用】 温肾固摄。

【主治】 小儿遗尿，夜尿多。

【用法】 鸡肠剪开，洗净内壁，用食盐搓擦，洗净切段，与姜丝和食盐入锅煮汤。巴戟天、肉苁蓉洗净，放入砂锅内，加入清水 300 毫升，煎煮至 100～150 毫升，去渣取汁。粳米淘洗干净入锅，倒入鸡肠汤和药汁，用文火熬煮成粥。每日 2 次，温热服食，吃肠喝粥。

白茯苓粥

【处方】 白茯苓、粳米、白糖或冰糖适量。

【功用】 健脾胃，利水肿。

【主治】 水肿。

【用法】 将白茯苓磨成细粉，每日取茯苓粉 15 克左右，粳米 60 克，加入适量的水，煮粥。粥成之后，酌情加白糖或冰糖。

荷叶粥

【处方】 荷叶（夏用鲜者）1 张，粳米 60 克，白糖或冰糖适量。

【功用】 清暑热，生津止渴。

【主治】 暑热，小便短赤。

【用法】 先用荷叶煎汤取汁，再加入粳米煮粥，粥成加入白糖或冰糖。供早、晚餐食用。

豇豆根粉

【处方】 豇豆根 10 克，鸡蛋或瘦猪肉适量。

【功用】 健脾补虚。

【主治】 小儿脾虚疳积。

【用法】 豇豆根晒干研磨成粉，每次用 10 克蒸鸡蛋或猪瘦肉吃。

第四节　龙路病、火路病食疗方

三七粉粥

【处方】 三七粉（田七粉）3 克，大枣 5 枚，粳米 100 克，冰糖适量。

【功用】 养血止血，化瘀清热。

【主治】 出血症。

【用法】 粳米淘洗干净，大枣洗净去核，一同放入锅内。加入清水 1 000 毫升，武火烧开，改用文火熬煮。粥将熟时，调入冰糖，稍煮至糖溶即成。每日 2 次，温热服食。

鲜藕白及粥

【处方】 莲藕（鲜品）、糯米各 100 克，白及 5 克。

【功用】 敛肺生肌，补中止血。

【主治】 肺出血，消化道出血。

【用法】 莲藕洗净切成小粒，白及焙干研成细末，糯米淘洗干净。莲藕粒、糯米一同放入锅内，加入清水 800 毫升，用文火熬煮。粥将熟时，撒入白及粉拌匀，再煮沸 1～2 小时即成。每日 2 次，早晚温热服食。

乌鸡粥

【处方】 乌鸡（雄性）1 只，糯米 100 克，葱白、花椒、食盐各适量。

【功用】 补气养血，补肾健脾。

【主治】 体虚。

【用法】 乌鸡宰杀去毛，除去内脏，洗净切块。加入适量清水煮至肉烂，再加入淘洗干净的糯米及葱白、花椒、食盐，用文火熬煮成粥。每日 2 次，空腹温热服食。

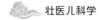

油菜粥

【处方】 油菜 100 克，粳米 50 克。

【功用】 散血消肿。

【主治】 血瘀腹痛。

【用法】 粳米淘洗干净入锅，加入清水 500 毫升，文火熬煮。粥将熟时，加入洗净切碎的油菜，煮至极烂即成。每日 2 次，早晚温热服食。

鱼鳔粥

【处方】 鱼鳔 15 克，粳米 50 克，麻油适量。

【功用】 养血止血，补肾固精。

【主治】 贫血，营养不良。

【用法】 鱼鳔用麻油炸酥，压碎。粳米淘洗干净，与鱼鳔一同放入锅内，加入清水 500 毫升烧开，改用文火熬煮成粥。每日 2～3 次，温热服食。

芝麻粥

【处方】 黑芝麻 30 克，粳米 100 克。

【功用】 补肝肾，润五脏。

【主治】 体虚发白。

【用法】 黑芝麻洗净晒干，入锅炒香捣碎。粳米淘洗干净，与黑芝麻一同放入锅内，加入清水 1 000 毫升，武火烧开后改用文火熬煮成粥。不拘时间，温热服食。

磁石粥

【处方】 磁石 36～60 克，猪肾 1 具，粳米 60 克，生姜、大葱少许。

【功用】 镇惊安神，补肾益精。

【主治】 惊悸。

【用法】 先将磁石捣碎，用白布包裹，于砂锅内煎煮 1 小时，滤汁去渣。以磁石煎液代水，加入猪肾（去肉膜，洗净，切成薄片或细丝），煮至八成熟时，再加粳米、生姜、大葱，同煮为粥，代晚餐食用。

杜仲腰花

【处方】 杜仲、川断 15 克，猪腰 1 对，白酒 25 毫升，盐、白糖各适量。

【功用】 补肾气，通膀胱，消积滞，止消渴。

【主治】 腰痛。

【用法】 先将猪腰洗净，切成腰花放碗内，加白糖、盐、白酒腌制；另将杜仲、川断煎取浓汁后加入腰花中。用武火烧热锅，倒入腰花速炒熟，然后加入调味品即可食用。每日 1 次。

茴香炖猪腰

【处方】 小茴香 20 克，猪腰 1 对，葱、姜、盐、酒各适量。

【功用】 温肾散寒止痛。

【主治】 肾阳虚型腰痛。

【用法】 先将猪腰洗净后，在凹处剖一口子，将茴香、盐装入猪腰剖口内，用白线缝合剖口后，放入锅内，加葱、姜、酒、清水适量，用文火炖熟后食用。

杞地山药粥

【处方】 生地黄 20 克，山药、杞果各 50 克，大米 100 克。

【功用】 滋阴益肾。

【主治】 肾阴虚型腰痛。

【用法】 将生地黄切碎，山药捣碎，和杞果、大米共放入锅内，加水适量煮粥，代早餐食用。每日 1 次。

羊肝方

【处方】 羊肝 1 具，谷精草 1 撮。

【功用】 明目。

【主治】 小儿雀目。

【用法】 不见水，以皮硝揉去血，竹刀剖开，加入谷精草 1 撮，砂锅蒸熟。一日随意分服。

第五节　传染病、毒病食疗方

大蒜粥

【处方】 大蒜、白及粉各 30 克，粳米 100 克。

【功用】 下气，消炎，健胃，止痢。

【主治】 小儿急性菌痢。

【用法】 大蒜去皮用刀剁碎，放入砂锅内，加入清水 1 000 毫升烧开，煎煮至 2 分钟，捞出。加入淘洗干净的粳米，煮至米粒开花，放入大蒜、白及粉，一同熬煮成粥。每日 2 次，早晚温热服食，10 日为 1 个疗程。

莱菔子粉

【处方】 莱菔子 1.5 克，白糖适量。

【功用】 消食除胀，降气化痰。

【主治】 小儿百日咳。

【用法】 焙干，研成细粉，加白糖适量，开水送服，每日 3 次。

胡萝卜红枣汤

【处方】 胡萝卜 120 克，红枣 12 枚。

【功用】 养阴益气，利气止咳。

【主治】 小儿百日咳。

【用法】 水煎服，每日 1 剂，分 3 次服，连服 10 日。

胡萝卜芫荽荸荠汤

【处方】 胡萝卜、芫荽各 100 克，荸荠 60 克。

【功用】 清热透疹。

【主治】 小儿麻疹。

【用法】 水煎成两碗，随意分服。

胡萝卜板栗芫荽茶

【处方】 胡萝卜 120 克，板栗、芫荽各 100 克。

【功用】 祛风透疹。

【主治】 小儿水痘。

【用法】 水煎代茶饮。

慈姑黄花菜汤

【处方】 慈姑全草 60 克，黄花菜根 15 克。

【功用】 利湿退黄。

【主治】 小儿黄疸。

【用法】 水煎加白糖服。

苋菜鲫鱼汤

【处方】 苋菜、鲫鱼各适量。

【功用】 和中补虚，除湿利水。

【主治】 小儿湿热黄疸。

【用法】 煮作菜食，连食数日。

茼蒿菜塘角鱼汤

【处方】 茼蒿菜适量，塘角鱼 1 条，油、盐适量。

【功用】 固摄补肾。

【主治】 小儿遗尿。

【用法】 煎煮，调味服用。

枸杞茶

【处方】 枸杞根或茎叶适量。

【功用】 清热。

【主治】 小儿心烦口渴潮热。

【用法】 水煎代茶饮。

黄花菜汤

【处方】 黄花菜 30 克，猪瘦肉适量。

【功用】 清热退黄。

【主治】 小儿黄疸。

【用法】 水煎服，可加猪瘦肉同煮汤服。

黄花菜汤

【处方】 黄花菜 10 克，蜂蜜适量。

【功用】 清热消肿。

【主治】 小儿咽喉红肿，吮乳困难。

【用法】 黄花菜加水煎成半杯，加蜂蜜调服。

南瓜冰糖汤

【处方】 南瓜 250 克，冰糖适量。

【功用】 止咳。

【主治】 小儿肺虚咳嗽。

【用法】 水煎服。

凉拌黄瓜

【处方】 嫩黄瓜、蜂蜜适量。

【功用】 清热止痢。

【主治】 小儿热痢。

【用法】 嫩黄瓜切片，加蜂蜜拌腌，一日随意分食。

黄瓜叶汁

【处方】 黄瓜叶、白糖适量。

【功用】 清热祛湿。

【主治】 小儿湿热腹泻。

【用法】 黄瓜叶洗净捣烂取汁，冲开水加白糖服。

茄子红糖汤

【处方】　老茄子（去籽）约 30 克，红糖适量。

【功用】　止咳。

【主治】　小儿百日咳。

【用法】　水煎服。

黄豆黑豆汤

【处方】　黄豆、黑豆各 30 克。

【功用】　解毒。

【主治】　预防小儿麻疹。

【用法】　加水适量煮至熟透喝汤。

芫荽汤

【处方】　芫荽 10～15 克。

【功用】　透疹。

【主治】　小儿麻疹不透。

【用法】　水煎服。

姜汁方

【处方】　1. 生姜汁半小杯，蜂蜜 30 毫升；2. 干姜 10 克，芫荽 30 克，苦杏仁 3 克。

【功用】　散寒止咳化痰。

【主治】　小儿寒咳痰多泡沫。

【用法】　1. 调匀一次服；2. 水煎服。

紫头蒜方

【处方】　紫皮蒜头（去皮）30 克，白糖适量。

【功用】　止咳。

【主治】　小儿百日咳。

【用法】　紫皮蒜头捣烂，加冷开水一小碗浸泡 5～6 小时，加白糖适量。

3 岁以下服半匙，3～5 岁服 1 匙，每日 3 次。

双粉方

【处方】 白胡椒粉 1 克，葡萄糖粉 6 克。

【功用】 散寒止泻。

【主治】 小儿消化不良腹泻。

【用法】 拌匀。1 岁以下每次服 0.3～0.5 克，3 岁以下每次服 0.5～1.5 克，一般不超过 2 克，开水送服，每日 3 次，连服 1～3 日。

假蒟叶猪血汤

【处方】 假蒟叶 30 克，猪血 100 克。

【功用】 散寒止咳。

【主治】 小儿风寒咳嗽。

【用法】 共煮汤服。

苏白姜汤

【处方】 苏叶 10 克，葱白 5 根，生姜 3 片。

【功用】 祛风散寒。

【主治】 小儿感冒。

【用法】 水煎温服。

马齿苋柿饼汤

【处方】 马齿苋 50 克，柿饼 1 个。

【功用】 清热利湿。

【主治】 小儿湿热下坠脱肛。

【用法】 加水 200 毫升，煎至 100 毫升。每日 1 剂，分 2 次服。

马齿苋汤

【处方】 马齿苋 50 克，白糖适量。

【功用】 止咳。

【主治】 小儿百日咳。

【用法】 加水 200 毫升，煎至 100 毫升。每日 1 剂，分 3 次冲白糖服。

雷公根猪肉汤

【处方】 雷公根 30 克，猪瘦肉适量。

【功用】 止咳化痰。

【主治】 小儿百日咳。

【用法】 加适量水同煮 1 小时。每日 2 次，连服数日。

雷公根茶

【处方】 雷公根适量。

【功用】 清热透疹。

【主治】 小儿麻疹。

【用法】 水煎代茶饮。

参考书目

［1］黄汉儒. 中国壮医学［M］. 南宁：广西民族出版社，2001.

［2］庞声航，王柏灿，莫滚. 中国壮医内科学［M］. 南宁：广西科学技术出版社，2004.

［3］庞宇舟. 壮医药文化概论［M］. 南宁：广西科学技术出版社，2017.

［4］韦英才. 实用壮族医药健康养生手册［M］. 南宁：广西科学技术出版社，2008.

［5］王国桢，覃文格，杨顺. 实用壮医药［M］. 南宁：广西科学技术出版社，2011.

［6］杨顺发，关祥祖. 壮族医药学［M］. 昆明：云南民族出版社，1995.

［7］易自刚，徐冬英，冼寒梅. 壮医方药学［M］. 南宁：广西民族出版社，2006.

［8］林辰. 壮医特色疗法［M］. 南宁：广西民族出版社，2011.

［9］钟鸣. 中国壮医病症诊疗规范［M］. 南宁：广西科学技术出版社，2009.